國醫典藏影印系列

金匱玉函經

漢·張機 著

人民衛生出版社
·北京·

圖書在版編目（CIP）數據

金匱玉函經 /（漢）張機著 . —北京：人民衛生出版社，2022.11

（國醫典藏影印系列）

ISBN 978–7–117–33933–9

Ⅰ.①金…　Ⅱ.①張…　Ⅲ.①《金匱玉函經》　Ⅳ.①R222.1

中國版本圖書館 CIP 數據核字（2022）第 203257 號

人衛智網　**www.ipmph.com**	醫學教育、學術、考試、健康，購書智慧智能綜合服務平臺	
人衛官網　**www.pmph.com**	人衛官方資訊發布平臺	

國 醫 典 藏 影 印 系 列

金匱玉函經

Guoyi Diancang Yingyin Xilie

Jingui Yuhanjing

著　　者：張　機

出版發行：人民衛生出版社（中繼綫 010-59780011）

地　　址：北京市朝陽區潘家園南里 19 號

郵　　編：100021

E - mail：pmph @ pmph.com

購書熱綫：010-59787592　010-59787584　010-65264830

印　　刷：三河市宏達印刷有限公司（勝利）

經　　銷：新華書店

開　　本：787 × 1092　1/16　　印張：26.5　　插頁：1

字　　數：565 千字

版　　次：2022 年 11 月第 1 版

印　　次：2023 年 1 月第 1 次印刷

標準書號：ISBN 978-7-117-33933-9

定　　價：128.00 元

打擊盜版舉報電話：010-59787491　E-mail：WQ @ pmph.com

質量問題聯系電話：010-59787234　E-mail：zhiliang @ pmph.com

數字融合服務電話：4001118166　E-mail：zengzhi @ pmph.com

中國的傳世古籍浩如烟海，汗牛充棟，其中中醫藥古典醫籍占有重要的地位。據不完全統計，存世的中醫藥古籍超過一萬種，若包括不同版本在內，數量更多。中醫藥古籍是傳承中華優秀文化的重要載體，是中醫文化寶庫中之瑰寶。這些珍貴的中醫文化遺產是當代中醫藥學繼承和創新的源泉，蘊藏着精深的無可替代的學術價值和實用價值。保護和利用好中醫藥古籍，是弘揚中華優秀傳統文化、傳承中醫學術的必由之路。大凡古今醫家，無不是諳熟中醫藥古籍，并在繼承前人經驗的基礎上而成爲一代宗師。步入新時代，中醫的發展創新仍然離不開繼承，而繼承的第一步必須是學習古籍，奠定基礎，在此基礎上創立新説，真正做到傳承精華，守正創新。

人民衛生出版社自一九五三年成立以來即開始承擔中醫古籍出版工作。先後出版了影印本、點校本、校注本、校釋本等數百種古籍著作。通過近七十年的積澱，人衛社形成了中醫古籍整理規範，爲中醫藥教材、專著建設做了大量基礎性工作；并通過古籍整理，培養了一大批中醫古籍整理人才；同時，造就了一批治學嚴謹，并具有中醫古籍編輯職業素養的專業編輯隊伍，形成了

編輯、排版、校對、印製各環節成熟的質量保證體系。多個項目獲得國家古籍整理出版資助，榮獲中國出版政府獎、國家科技進步獎等殊榮，并且形成了「品牌權威、名家雲集」「版本精良、校勘精準」「讀者認可、歷久彌新」的特點，贏得了讀者和行業內的一致認可與高度評價。

讀經典、跟名師、做臨床、成大醫是中醫人才成長的重要路徑。中醫古籍的影印最忠實於原著，也是中醫古籍整理的重要方法之一，具有較高的學術價值和文獻價值。為了更好地貫徹落實中共中央辦公廳、國務院辦公廳於二○二二年四月印發的《關於推進新時代古籍工作的意見》精神，滿足讀者學習和研究中醫古籍需要，我們精選了十種曾在我社二十世紀六十年代先後影印出版，頗受廣大讀者歡迎的中醫經典古籍影印本，作為《國醫典藏影印系列》出版。其內容涉及中醫理論、中醫臨床、中藥等；所選版本，均為傳世之本，部分品種現已成為市場稀有的收藏之作。為便於讀者研習和收藏，本次影印在版式上進行了擴印，對於影印本中不清楚的字進行描修等，并以精裝版面世。

本次影印出版不僅具有實用價值，更具有珍貴的版本價值與文獻價值，期待本系列的出版，能真正起到讀古籍、築根基、做臨床、提療效的作用，為推動我國中醫藥事業的發展與創新做出貢獻。

《國醫典藏影印系列》（十種）

《黃帝内經素問》
《黃帝内經靈樞》
《黃帝内經太素》
《注解傷寒論》
《金匱玉函經》
《神農本草經》
《本草綱目》（全二冊）
《備急千金要方》
《千金翼方》
《外臺秘要》（全三冊）

人民衛生出版社
二〇二二年八月

漢仲景張先生著

金匱玉函經真本

本衙藏板

重刻張仲景金匱玉函經序

金匱玉函經八卷漢張仲景論著晉王叔
和所撰次也其標題葢亦後人所加取珍
秘之意仲景當漢季年篤好方術以拯夭
橫其用心仁矣故自素難本草湯液諸書
咸挾根得髓其為傷寒雜病論實為萬世
羣方之祖自叔和尊尚以後年歲久遠錯
亂放失者屢矣宋治平初命諸臣校定其

目有三曰傷寒論金匱方論一名金匱以

及此經是也雖未必盡復仲景本書之舊

然一家之學粗完余幼讀二論精微簡要

務令上口以通思索徧求是經獨不可得

後檢鄱陽馬氏經籍考雖列其目而所引

晁序則實金匱玉函要畧也則此經葢自

元時而不行于世矣歲壬辰義門何內翰

以予粗習張書句讀手抄宋本見授拜受

卒業喜忘寢食惜其訛脫者多甚或不能

以句既無他本可校乃博考眾籍以相證

佐補亡滅誤十得八九稿凡數易而始可

讀則掩卷而歎曰是可報命于內翰矣內

翰嘗以古明醫多以醫案示人見愛過實

囑刻其平生醫藥病狀之驗者予瞿然不

敢當語云三折肱為良醫予雖老是然處

方設劑吾斯未信因念是經世久未見而

內翰既得禁方不自秘匿雖古人尤難之

開以傳後其弘濟豈但一師之說哉夫岐

黃之書經也仲景之經律也臨證療疾引

經案律十不失一二論所述畧具矣是書

則兼綜兩者而整齊形證附類方藥各有

門部次第不可淆亂則知經又論之自出

尤醫門之金科玉條也八卷之中上順天

和以療人患非通三才之道而得徃聖之

心者不能觀者苟能潛心玩索而知其所

以則因病發藥應如桴鼓順之則能起死

畔之則立殺人先儒以孫思邈尚為粗曉

其旨得其書者未可謂不過與傷寒論及

要畧相出入而鹵莽治之也不揆淺陋願

與同志者熟讀而精思之

　　岂

康熙丙申陽月上海陳世傑書

陳志傑印

陳三印

重刻金匱玉函經序

吾宗懷三先生自幼學儒以多病廢遂篤嗜方

書壯年由上海流寓吳門坐臥一閣近十年所

手不釋卷帙精通諸禁方然未嘗以醫自矜所

治輒效益務實不近名名久大震性高亮疎豁

無軼熟態兩遊京師貴人爭迎之皆翩然謝歸

出入里中乘壞肩輿有謁必往切脈診病其可

藥與否常直言以對不為挾要欺倖富貴人或

為藥所誤垂死乃相招或投藥有起勢遽以庸
醫間之先生益厭苦常謾語來者曰吾不能醫
富貴人也儒門單戶有急相告郎毒熱嚴凍隨
早晚必赴愈不計其所酬薄厚其學長于仲景
嘗謂綱要精微實軒岐之繼別而自晋唐以還
名家撰論悉衍其緒故讀傷寒論及要略不但
誦數悉能心知其意惟恨未見金匱玉函經市
中見杜光庭所撰書標題恰同喜極購歸既啟

乃知非是于是求之益函義門何先生知先生
最深得宋抄本授之窮日夜校閱卽有脫誤以
他書是正歷三四寒溫而後可句尋考本序爲
宋舘閣秘本元明以來相沿以要畧爲此經雖
丹溪之精邃安道之淹貫蓋皆未見先生于是
刻而傳之間嘗語余黃峻之經義深以遠仲景
之書理切而要不深其書而求以通經如討源
而末有楫也然年久散失晦蝕于諸家之說多

矣故吾讀是書自成無已外注凡七十有二家

皆庋而不觀懼文多而益昧其經爾今吾刻是

幸其久未見不爲注所厖學者潛心刻意庶幾

得之雖然其間條緒同于傷寒論者幾什之七

懼或者之又畧而弗觀不知發凡起例仲景別

有精義存焉讀論與畧者不可闕也余日經籍

之顯晦存乎其人仲景憫宗人之彫喪拯後世

之夭橫其利溥矣是經不絶如綫而今章之其

用心既與古密契來者難誣其實而傳之決也

則仲景一家之書自此大眙矣丙申長至後長

洲弟汝楫書

漢書藝文志載成帝之世詔李柱國技方
技劉氏七略有醫經七家二百一十六卷
經方十一家二百七十四卷其存於今獨
黃帝內經而已素問難經本草之屬皆見
於鄭荀經簿王阮志錄要之眾為古書比
于六經繼出者東漢張仲景傷寒論西晉
王叔和撰次玉函經二書寔相表裏詳病
之方具有條理各詣其極乃方技中之論

語孟子書不得其門者末由語於生生也
隨書經籍志與唐宋藝文志卷目時有不
同然行於世者猶出宋治平間三館校定
可以据信吾友陳先生懷三研精覃思於
張王二書有年所矣遇疾危惙羣疑共却
必予全濟於是同術驚詫目為神奇不知
惟能赘復古賢方劑視證所宜不肯妄行
胷臆以人之寄命為戲劇兪以書考之一

一可覆也先生深閔其道之晦昧務思援

古亞今謂傷寒論世多有而金匱玉函經

發無傳乃從藏書家訪求善本与醫中本

舟三勘校重開以通流之盖仁人之用心

也博與憂其禁而忒勿洩者殊絕矣普東

垣李明之著傷寒會要書遺山元裕之為

之作序余無遺山之文辭而此書為醫學

之論語孟子其已試之效亦不假予言而

始張特重先生之用心可與進扵孔孟之

道也輙書其後盖先生本儒者古

康熙丁酉正月義門何焯

校正金匱玉函經疏

金匱玉函經與傷寒論同體而別名欲人互相

檢閱而爲表裏以防後世之亡逸其濟人之心

不已深乎細考前後乃王叔和撰次之書緣仲

景有金匱錄故以金匱玉函名取寶而藏之之

義也王叔和西晉人爲太醫令雖博好經方其

學專于仲景是以獨出於諸家之右仲景之書

及今八百餘年不墜于地者皆其力也但此經

自晉以來傳之既久方證訛謬辨論不倫歷代

名醫雖學之皆不得彷彿惟孫思邈麤曉其旨

亦不能修正之況其下者乎　國家詔儒臣校

正醫書　臣等先校定傷寒論次校成此經其文

理或有與傷寒論不同者然其意義皆通聖賢

之法不敢臆斷故並兩存之凡八卷依次舊目

總二十九篇一百一十五方恭惟

主上大明撫運視民如傷廣頒其書爲天下生

生之具直欲躋斯民於壽域者矣治平三年正

月十八日太子右贊善大夫　臣　高保衡尚書員

外郎　臣　孫奇尚書司封郎中秘閣校理　臣　林億

等謹上

金匱玉函經目錄

三三七

疾病乃成諸經藏中金木水火土自相尅賊地

水火風復加相乘水行滅火土救其母迭爲勝

負藏氣不精此爲害道不知經脉妄治諸經使

氣血錯亂正氣受刑陰陽不和十死一生經云

地水火風合和成人凡人火氣不調舉身蒸熱

風氣不調全身强直諸毛孔閉塞水氣不調身

體浮腫脹滿喘麤土氣不調四肢不舉言無音

聲火去則身冷風止則氣絕水竭則無血土敗

則身裂。愚醫不思脉道。反治其病。使藏中金木

水火土。互相攻尅。如火熾然。重加以油。不可不

慎。又使經脉者。如流水迅急。能斷其源者。此爲

上也。

凡四氣合德。四神安和。人一氣不調。百一病生。

四神動作。四百四病同時俱起。其有一百一病。

不治自愈。一百一病須治而愈。一百一病難治。

難愈。一百一病眞死不治。

問曰、人隨土地得合陰陽稟食五穀隨時相將。冬得溫室夏遂清涼消渗調寒暑四季不遭傷。恐懼畏無時忽然致不祥肺魄不能靜肝魂欲飛揚心神失所養脾腎亦垂方六府彷徨亂何以致安康非鍼藥不定盍自究精詳答曰肝虛則目瞠其魂自飛揚肺衰則氣上其魄自掩藏心虛則不定諸藏受迍殃脾腎虛衰至內結作癰瘡六府病蝨集諸脉失經常及時加鍼藥勿

古者上醫相色。中醫聽聲。下醫診脉。診候之法。

固是不易。又云問而知之。別病深淺。命曰巧焉。

上醫相色知病者。色脉與身形不得相失。黑乘

赤者死。赤乘青者生之類。中醫聽聲知病者。聲

合五音。火聞水聲煩悶驚悸。木得金聲恐畏相

刑脾者土也。生育萬物回助四傍。善者不見惡

則歸之。太過則四肢不舉不及則九竅不通。六

使及淪亡。

識閉塞。猶如醉人。四季運轉。終而復始。下醫診

脉知病者。源流移轉。四時逆順。相害相生。審知

藏府之微。此爲妙也。

夫診法。常以平旦。陰氣未動。陽氣未散。飲食未

進。經脉未盛。絡脉調勻。氣血未亂。精取其脉知

其逆順。必察四難而明告之。然愚醫不能如斯。

逆四難而生亂階者。此爲誤也。

肝病治肺。心病折腎。其次取俞募。不令流轉藏

府見肝之病當瀉肺金補肝木木子火爲父報
仇故火尅金子病以母補之母病以子瀉之盖
云王者不受其邪而爲邪傳以得姦賊之侵病
及於一藏之中五賊相害於彼前路當先斷之
一藏不可再傷精神不中數勞次取俞募其令
五邪氣當散去之
凡婦人之病比之男子十倍難治攷諸經言病
本一體所以難治者婦人衆陰所集常與濕居

十五以上。陰氣浮溢。百想經心。內傷五藏外損
姿容。月水去留前後交互。瘀血停凝。中路斷絕。
其中傷墮不可具論生熟二藏虛實交錯惡血
內漏氣脉損竭或飲食無度損傷非一或胎瘡
未愈而合陰陽或出行風來便利穴厠之上風
從下入便成十二痼疾男子病者眾陽所歸常
居于燥陽氣游動強力施泄便成勞損損傷之
病亦眾多矣食草者力。食穀者智食肉者勇以

金治金真得其真以人治人真得入神。

凡欲和湯合藥灸刺之法宜應精思必通十二

經脉三百六十孔穴營衛氣行知病所在宜治

之法不可不通湯散丸藥鍼灸膏摩一如其法。

然愚醫不通十二經脉不知四時之經或用湯

藥倒錯鍼灸失度順方治病更增他疾惟致滅

亡故張仲景曰哀哉烝民枉死者半可謂世無

良醫爲其解釋。

吾常見愚人疾病有三不治。重財輕命一不治。

服食不節二不治。信邪賊藥三不治。若主候常

存。形色未病未入腠理。鍼藥及時服將調節委

以良醫病無不愈。咸共思之又自非究明醫術。

素識明堂流注者則身中榮俞尚不能知其所

在。安能用鍼藥以治疾哉今列次第以示後賢。

使得傳之萬世。

張仲景曰、若欲治疾當先以湯洗滌五藏六府。

二

開通經脉。理導陰陽。破散邪氣。潤澤枯槁悅人
皮膚。益人氣血水。能淨萬物。故用湯也。若四肢
病久風冷發動。次當用散。散能逐邪風濕痺表
裏移走居無常處者散當平之。次當用丸。丸能
逐沉冷破積聚消諸堅癥進飲食調營衛能參
合而行之者。可謂上工醫者意也。聖道非不妙。
愚醫不能尋聖意之要妙。怨嗟藥石不治者此
爲謬也。非聖人之過也。又能尋膏煎摩之者。亦

古之例也。虛則補之實則瀉之寒則散之熱則
去之不虛不實以經取之虛者十補勿一瀉之。
實者瀉之虛實等者瀉勿太泄膏煎摩之勿使
復也。若虛者重瀉眞氣絕實者補之重其疾大
熱之氣寒以取之盛熱之氣以寒發之又不須
汗下而與汗下之者此爲逆也。仲景曰不須汗
而強與汗之者奪其津液令人枯竭而死又須
汗而不與汗之者使諸毛孔閉塞令人悶絕而

死。又不須下而強與下之者。令人開腸洞泄便

溺不禁而死。又須下而不與下之者。令人心內

懊憹脹滿煩亂浮腫而死。又不須灸而強與灸

之者。令人火邪入腹干錯五藏重加其煩而死

又須灸而不與灸之者。使冷結重氷久而彌固

氣上衝心。無地消散病篤而死。又須珍貴之藥。

非貧家野居所能立辦由是怨嗟以爲藥石無

驗者。此弗之思也。

問曰凡和合湯藥治諸草石蟲獸用水升合。

減之法則云何。答曰凡草木有根莖枝葉皮毛

花實諸石有軟鞕消走諸蟲有毛羽甲角頭尾

骨足之屬。有須燒煉炮炙生熟有定。一如後法。

順方是福逆之者殃。又或須皮去肉。或去皮須

肉。或須根去莖。又須花須實依方揀採治削極

令淨潔然後升合秤兩勿令參差藥有相生相

殺相惡相反相畏相得氣力有強有弱有君臣

相理佐使相持。若不廣通諸經。焉知草木好惡。

或醫自以意加減。更不依方分配。使諸草石強

弱相欺勝負不順。入人腹內不能治病自相鬭

爭。使人逆亂力勝刀劔。若調和得宜雖未去病

猶得利安五藏令病無至增劇。若合治湯藥當

取井花水極令潔淨升斗勿令多少煮之調和

一如其法。若合蜜丸當須看第七卷。令童子杵

之極令細熟杵數千百下。可至千萬過多益佳

依經文和合調勻。當以四時王相日造合。則所
求皆得。禳災滅惡病者得瘥。死者更生。表鍼內
藥。與之令服。可謂千金之藥。內消無價之病。
夫用鍼刺者先明其孔穴。補虛瀉實。送堅付濡。
以急隨緩營衞常行。勿失其理。行其鍼者不亂
乎心口如銜索目欲內視消息氣血不得妄行。
鍼入一分。知天地之氣鍼入二分。知呼吸之氣
鍼入三分。知逆順之氣鍼皮毛者。勿傷血脉鍼

血脉者。勿傷肌肉鍼肌肉者。勿傷筋膜鍼筋膜

者。勿傷骨髓經曰、東方甲乙木主人筋膜魂南

方丙丁火主人血脉神。西方庚辛金主人皮毛

魄北方壬癸水主人骨髓志中央戊己土主人

肌肉智。鍼傷筋膜者令人愕視失魂鍼傷血脉

者令人煩亂失神鍼傷皮毛者。令人上氣失魄

鍼傷骨髓者。令人呻吟失志鍼傷肌肉者令人

四肢不舉失智。鍼能殺生人亦能起死人。

凡用鍼之法。補瀉爲先呼吸應江漢補瀉應星
斗。經緯有法則。陰陽不相干。震爲陽氣始兌爲
陰氣終。坎爲太玄華坤爲太陰精。欲補從邪南。
欲瀉從酉北。鍼入因日明鍼出隨月光。夫治陰
陽風邪身熱脉大者以烽鍼刺之治諸邪風鬼
疰痛處少氣以毛鍼去之凡用烽鍼者除疾速
也先補五呼。刺入五分。留入十呼。刺入一寸。留
二十呼。隨師而將息之。刺急者深內而久留之。

刺緩者。淺內而疾發鍼刺大者微出其血刺滑

者。淺內而久留之刺澁者。必得其脉隨其逆順

久留之疾出之攦穴勿出其血刺諸小弱者勿

用大鍼然氣不足宜調以甘藥餘三鍼者止中

破癰堅痛結息肉也非治人疾也。

夫用灸之法。頭身腹背肩臂手足僂仰側其上

中諸部皆是陰陽榮衛經絡俞募孔穴各有所

主相病正形隨五藏之脉當取四時相害之脉。

如浮沉滑澀與灸之人。身有大小長短骨節豐
狹不可以情取之宜各以其部分尺寸量之乃
必得其正諸度孔穴取病人手大拇指第一節
橫度為一寸。四指為一部亦言一夫又以文理
縫縱會言者亦宜審詳
凡點灸法皆取平正身體不得傾側寬縱縮狹
也若坐點則坐灸之臥點則臥灸之立點則立
灸之反此者。不得其穴。

凡諸言壯數者。皆以中平論也。若其人丁壯病

重者可復一倍。其人老弱。病微者可復減半。然

灸數可至二三百也。可復倍加火治之不然則

氣不下沉。雖焦而病不愈。又新生小兒滿一朞

以還者。不過一七止。其壯數多少。隨病大小也。

凡灸須合陰陽九部諸府。各有孔穴而有多少。

故頭背爲陽部。參陰而少。臂脚爲陽部。亦參陰

而少。胸爲陰部。參陽而少。腹爲陰部。亦參陽而

少。此爲陰陽營衛經脉事也。行壯多少在數人

病隨陰陽而灼灸之。若不知孔穴勿妄灸之。使

病增重。又人體腰以上爲上部腰以下爲下部。

外爲陽部內爲陰部營衛藏府周流名曰經絡。

是故丈夫四十以上氣在腰婦人四十以上氣

在乳以丈夫先衰于下。婦人先衰于上灸之生

熟亦宜撙節之法當隨病遷轉大法外氣務生

內氣務熟其餘隨宜耳。頭者身之元首人神之

所注氣血精明。三百六十五絡。皆歸于頭頭者

諸陽之會也。故頭病必宜審之灸其穴不得亂

灸。過多傷神。或陽精玄精陰魄再卒。是以灸頭

止得滿百。背者是體之橫梁。五藏之繫着太陽

之會合陰陽動發。冷熱成病灸大過熟大害人

也臂脚手足者人之枝幹其神繫於五藏六府

隨血脉出能遠近探物臨深履薄養於諸經其

地狹淺。故灸宜少過多則丙神不得入精神閉

塞否滯不仁即手臂不舉故四肢之灸不宜太

熟也然腹藏之內性貪五味無厭成疾風寒固

結水穀不消灸當宜熟若大杼脊中腎俞膀胱

八窌可至二百壯心主手足太陰可至六七十

壯三里太谿太衝陰陽二泉上下二廉可至百

壯腹上上管下管太倉關元可至一百壯若病

重者三復之乃愈耳若治諸沉結寒冷必灸之

宜熟量病輕重而攻治之表鍼內藥隨宜用之

消息將之。與天同。心百年永安。終無橫死。此要

畧說之。非賢勿傳。請秘而用之。今以察色診脉。

辨病救疾。可行合宜之法。并方藥共成八卷號

爲金匱玉函經。其篇目次第。列于卷首。

金匱玉函經卷第一　終

金匱玉函經卷第二

辨痙溼暍第一

太陽病痙溼暍三種宜應別論以爲與傷寒相似。故此見之。

太陽病。發熱無汗而反惡寒是爲剛痙。

太陽病。發熱汗出而不惡寒是爲柔痙。

太陽病。發熱其脉沉細是爲痙。

太陽病。發其汗。因致痙。

病者身熱足寒。頭項強惡寒。時頭熱面赤目脉
赤獨頭動搖卒口噤背反張者爲痙。
脊強者。五痙之總名。其證卒口噤背反張而瘈
瘲。諸藥不已可灸身柱大椎陶道。
太陽病無汗而小便反少氣上衝胸口噤不得
語。欲作剛痙葛根湯主之
剛痙爲病胸滿口噤臥不著席脚攣急其人必
齘齒。可與大承氣湯。

痓病。發其汗已。其脉浛浛如蛇暴。腹脹大者爲

欲解脉如故。反復弦者。必痓

痓脉來按之築築而弦直上下行

痓家其脉伏堅直上下。

夫風病。下之則痓。復發其汗必拘急。

太陽病。其症備身體強几几然脉沉遲。此爲痓。

括樓桂枝湯主之

痓病有灸瘡難療

瘡家。雖身疼痛。不可發其汗。汗出則痓。

太陽病。而關節疼煩。其脉沉緩爲中溼。

病者一身盡疼煩。日晡卽劇。此爲風溼。汗出當

風所致也。

溼家之爲病。一身盡疼。發熱而身色似熏黃也。

溼家之爲病。其人但頭汗出而背強。欲得被覆

向火若下之蚤則噦或胷滿小便不利舌上如

胎。此爲丹田有熱胸上有寒。渴欲飲而不能飲。

則口燥煩也。

溼家下之。額上汗出微喘。小便利者死。若下利
不止者。亦死。

問曰病風溼相搏。身體疼痛。法當汗出而解。值
天陰雨溜不止。師云此可發汗。汗之而其病不
愈者何故答曰發其汗。汗大出者。但風氣去溼
氣仍在是。故不愈。若治風溼者發其汗。微微似
欲出汗者。則風溼俱去也。

病身上疼痛發熱面黃而喘頭痛鼻塞而煩其

脈大自能飲食腹中和無病病在頭中寒溼故

鼻塞內藥鼻中即愈。

溼家身煩疼可與麻黃湯加朮四兩發其汗爲

宜愼不可以火攻之。

風溼脈浮身汗出惡風者防已湯主之。

太陽中熱暍是也其人汗出惡寒身熱而渴也。

白虎湯主之。

太陽中暍身熱疼重而脉微弱此以夏月傷冷水水行膚中所致也瓜蒂湯主之。

太陽中暍發熱惡寒身重而疼痛其脉弦細芤遲小便已灑灑然毛聳手足逆冷小有勞身卽熱口開前板齒燥若發其汗惡寒則甚加溫鍼發熱益甚數下之則淋甚。

辨脉第二

問曰脉有陰陽何謂也答曰脉大爲陽浮爲陽

數為陽。動為陽。滑為陽。沉為陰。濇為陰。弱為陰。

弦為陰。微為陰。陰病見陽脉者生。陽病見陰脉

者死。

問曰脉有陽結陰結者。何以別之。答曰其脉自

浮而數能食不大便。名曰陽結。期十七日當劇。

其脉自沉而遲不能食身體重大便反堅。名曰

陰結。期十四日當劇。

問曰病有灑淅惡寒而復發熱者。何也。答曰陰

脉不足。陽往從之。陽脉不足。陰往乘之。何謂陽

不足。答曰假令寸口脉微爲陽不足。陰氣上入

陽中。則洒淅惡寒。何謂陰不足。答曰尺脉弱爲

陰不足。陽氣下陷入陰中。則發熱

陽脉浮陰脉弱者。則血虚。血虚則筋急。

其脉沉者。營氣微也。其脉浮而汗出如流珠者。

衛氣衰也。營氣微加燒鍼血留不行。更發熱而

燥煩也。

脉藹藹如車蓋者。名曰陽結也。

脉纍纍如循長竿者名曰陰結也。

脉聶聶如吹榆莢者名曰散也。

脉瞥瞥如羹上肥者陽氣脫也。

脉縈縈如蜘蛛絲者陽氣衰也。

脉綿綿如瀉漆之絕者亡其血也。

脉來緩時一止復來名曰結脉來數時一止復來名曰促。脉陽盛則促陰盛則結此皆病脉

陰陽相搏名曰動。陽動則汗出。陰動則發熱。形冷惡寒者。此三焦傷也。若數脉見于關上。上下無頭尾。如豆大厥厥動搖者。名曰動也。

陽脉浮大而濡。陰脉浮大而濡。陰與陽同等者。名曰緩也。

脉浮而緊者。名曰弦也。弦者狀如弓弦。按之不移也。脉緊者。如轉索無常也。

脉弦而大。弦則為減。大則為芤。減則為寒。芤則

為虛寒虛相搏脉即為革婦人即半產漏下男

子即亡血失精。

問曰病有戰而汗出自得解者何也答曰其脉

浮而緊按之反芤此為本虛故當戰而汗出也。

其人本虛是以發戰以脉浮故當汗出而解若

脉浮而數按之不芤此本不虛若欲自解但汗

出耳。即不發戰也。

問曰病有不戰而汗出解者何也答曰其脉大

而浮數故不戰汗出而解也。

問曰病有不戰復不汗而解者何也答曰其脉自微此以曾發汗若吐若下若亡血內無津液。陰陽自和必自愈故不戰不汗而解也。

問曰傷寒三日其脉浮數而微病人身自涼和者何也答曰此為欲解也解以夜半脉浮而解者濈然汗出也脉數而解者必能食也脉微而解者必大汗出也。

問曰脉病欲知愈未愈。何以別之。答曰寸口關
上尺中三處。大小浮沉遲數同等。雖有寒熱不
解者。此脉陰陽爲和平。雖劇當愈。
師曰立夏得洪大脉是其本位。其人病身體苦
疼重者。須發其汗。若明日身不疼不重者。不須
發汗。若汗濈濈然自出者。明日便解矣。何以言
之。立夏脉洪大。是其時脉。故使然也。四
時倣此。

洪大一本作浮大

問曰几病欲知何時得何時愈答曰假令夜半

得病者日中愈日中得病者夜半愈何以言之。

日中得病夜半愈者以陽得陰則解也夜半得

病日中愈者以陰得陽則解也

夫寸口脉浮在表沉在裏數在府遲在藏假令

脉遲此為在藏。

趺陽脉浮而濇少陰脉如經其病在脾法當下

利何以知之脉浮而大者氣實血虛也今趺陽

脈浮而濇。故知脾氣不足胃氣虛也。以少陰脈
弦而浮纔見此為調脈。故稱如經而反滑數者。
故知當溺膿也。

寸口脈浮而緊浮卽為風緊卽為寒。風卽傷衛
寒卽傷營營衛俱病骨節煩疼。當發其汗也。

趺陽脈遲而緩胃氣如經也趺陽脈浮而數浮
則傷胃數則動脾此非本病醫特下之所為也。

營衛內陷其數先微脈反但浮。其人必大便堅。

氣噎而除。何以言之。脾脉本緩今數脉動脾其
數先微。故知脾氣不治。大便堅氣噎而除令脉
反浮其數攺微邪氣獨留心中則饑邪熱不殺
穀潮熱發渴數脉當遲緩脉因前後度數如法。
病者則饑數脉不時則生惡瘡也。
師曰病人脉微而澁者此爲醫所病也大發其
汗又數大下之其人亡血病當惡寒而發熱無
休止時夏月盛熱而欲着複衣冬月盛寒而欲

裸其體所以然者陽微即惡寒陰弱即發熱醫
發其汗使陽氣微又大下之令陰氣弱五月之
時。陽氣在表胃中虛冷內以陽微不能勝冷故
欲着複衣十一月之時。陽氣在裏胃中煩熱內
以陰弱不能勝熱故欲裸其體又陰脉遲澀故
知亡血也。

脉浮而大心下反堅有熱屬藏者攻之不令發
汗屬府者不令溲數溲數則便堅汗多則熱愈

汗少卽便難脈遲尚未可攻。

趺陽脈數微濇少陰反堅微卽下逆濇卽躁煩

少陰堅者便卽爲難汗出在頭穀氣爲下便難

者令微濇不令汗出甚者遂不得便煩逆鼻鳴

上竭下虛不得復還

脈浮而洪軀汗如油喘而不休水漿不下形體

不仁乍靜乍亂此爲命絕未知何藏先受其災

若汗出髮潤喘而不休此爲肺絕陽反獨留形

體如烟熏直視搖頭此爲心絕唇吻反青四肢

蟄習此爲肝絕環口黧黑柔汗發黃此爲脾絕

溲便遺失狂語目反直視此爲腎絕又未知何

藏陰陽先絕若陽氣先絕陰氣後竭其人死身

色必青肉必冷陰氣先絕陽氣後竭其人死身

色必赤腋下溫心下熱也

寸口脉浮大醫反下之此爲大逆浮卽無血大

卽爲寒寒氣相搏卽爲腸鳴醫乃不知而反飲

之水。令汗大出。水得寒氣冷必相搏。其人即飢。

趺陽脉浮。浮即爲虛。浮虛相搏。故令氣飢言胃

氣虛竭也。脉滑則爲噦。此爲醫咎責虛取實守

空廻血脉浮鼻口燥者必衄。

諸脉浮數當發熱而灑淅惡寒若有痛處食飲

如常者畜積有膿也。

脉浮而遲面熱赤而戰惕者。六七日當汗出而

解反發熱者差遲。遲爲無陽不能作汗。其身必

癢也。

脉虛者。不可吐下發汗。其面反有熱色爲欲解。

不能汗出。其身必癢。

寸口脉陰陽俱緊。法當清邪中上。濁邪中下。清

邪中上。名曰潔。濁邪中下。名曰渾。陰中于邪必

內慄。表氣微虛。裏氣失守。故使邪中於陰也。陽

中於邪必發熱頭痛項强腰痛脛痠所謂陽中

霧露之氣。故曰清邪中上。濁邪中下。陰氣爲慄。

足膝逆冷，便溲妄出。表氣微虛，裏氣微急，三焦
相溷，內外不通。若上焦怫鬱，藏氣相熏，口爛食
斷。若中焦不治，胃氣上衝，脾氣不轉，胃中為濁，
營衛不通，血凝不流。衛氣前通，小便赤黃，與熱
相搏，因熱作使，游于經絡，出入藏府，熱氣所過，
即為癰膿。陰氣前通，陽氣厥微，陰無所使，客氣
內入，嚏而出之，聲嗢咽塞，寒厥相追，為熱所擁，
血凝自下。狀如脈肝，陰陽俱厥，脾氣孤弱，五液

注下。若下焦不闔。清便下重。令便數難。臍築湫

痛。命將難全。

脉陰陽俱緊。口中氣出唇口乾燥踡臥足冷鼻

中涕出舌上胎滑勿妄治也。到七日以來其人

微發熱手足温此爲欲解。或到八日以上反大

發熱此爲難治。設惡寒者必欲嘔腹痛者必欲

利也。

脉陰陽俱緊。至於吐利。其脉獨不解。緊去人安。

此爲欲解若脉遲至六七日不欲食此爲晚發。

水停故也爲未解食自可者爲欲解。

病六七日。手足三部脉皆至大煩口噤不能言。

其人躁擾此爲欲解若脉和其人大煩目重臉

內際黄亦爲欲解。

脉浮而數浮卽爲風數卽爲虛風卽發熱虛卽

惡寒風虛相搏則灑淅惡寒而發熱也。

趺陽脉浮而微浮卽爲虛微卽汗出。

脉浮而滑。浮即爲陽。滑即爲實。陽實相搏。其脉

數疾。衛氣失度。浮滑之脉數疾。發熱汗出者。此

爲不治。

脉散。其人形損傷寒而欬。上氣者死。

脉微而弱。微即爲寒。弱即發熱。當骨節疼痛煩

而極出汗。

寸口脉濡而弱。濡即惡寒。弱即發熱。濡弱相搏。

藏氣衰微。胃中苦煩。此非結熱而反劫之。居水

漬布冷銚貼之。陽氣遂微諸府無所依。陰脉疑

聚結在心下而不肯移胃中虛冷木穀不化小

便縱通復不能多。微則可救聚寒在心下當奈

何。

辨太陽病形證治上第三

夫病有發熱而惡寒者發於陽也不熱而惡寒

者發於陰也。發于陽者七日愈。發于陰者六日

愈。以陽數七。陰數六故也。

太陽之為病頭項強痛而惡寒。

太陽病其脉浮。

太陽病發熱汗出而惡風其脉緩為中風。

太陽中風發熱而惡寒。

太陽病或巳發熱或未發熱必惡寒體痛嘔逆

其脉陰陽俱緊為傷寒。

傷寒一日。太陽脉弱至四日。太陰脉大。

傷寒一日。太陽受之脉若靜者為不傳頗欲吐。

躁煩脉數急者乃爲傳。

傷寒。其二陽證不見。此爲不傳。

傷寒三日。陽明脉大者爲欲傳。

傷寒三日。少陽脉小者爲欲巳。

太陽病發熱而渴。不惡寒爲溫病。若發汗巳身

體灼熱者爲風溫。風溫之爲病。脉陰陽俱浮汗

出體重。多眠鼻息必鼾。語聲難出。若下之小便

不利。直視失溲。若被火微發黃。劇則如驚癇。時

掣縱發作。復以火熏之。一逆尚引日。再逆促命
期。

太陽病三四日不吐下。見芤乃汗之。

太陽病頭痛至七日有當愈者。其經竟故也。若
欲作再經者。當鍼足陽明使經不傳則愈。

太陽病欲解時。從巳盡未。

風家表解而不了了者。十二日愈。

夫病身大熱。反欲得衣者。寒在骨髓。熱在皮膚。

身大寒反不欲近衣者。熱在骨髓寒在皮膚也。

太陽中風陽浮而陰濡弱陽浮者熱自發濡弱者汗自出嗇嗇惡寒淅淅惡風翕翕發熱鼻鳴乾嘔。桂枝湯主之。

太陽病發熱汗出此爲營弱衛強。故使汗出欲解邪風桂枝湯主之。

太陽病頭痛發熱汗出惡風桂枝湯主之。

太陽病項背強几几而反汗出惡風桂枝湯主

之論云桂枝加葛根湯主

太陽病下之其氣上衝者可與桂枝湯不衝者

不可與之

太陽病三日巳發汗若吐若下若溫鍼而不解

此爲壞病桂枝不復中與也觀其脉證知犯何

逆隨證而治之

桂枝湯本爲解肌其人脉浮緊發熱無汗不可

與也常須識此勿令誤也

金匱玉函經

酒客不可與桂枝湯得之則嘔酒客不喜甘故

也。

喘家作桂枝湯加厚朴杏仁佳。

服桂枝湯吐者其後必吐膿血。

太陽病發其汗遂漏而不止其人惡風小便難

四肢微急難以屈伸桂枝加附子湯主之。

太陽病下之其脉促胸滿桂枝去芍藥湯主之。

若微惡寒者桂枝去芍藥加附子湯主之。

太陽病得之八九日。如瘧狀發熱而惡寒熱多

而寒少。其人不嘔清便自調日二三發脉微緩

者爲欲愈脉微而惡寒。此陰陽俱虛不可復吐

下發汗也。面反有熱色者爲未欲解以其不能

得小汗出身必當癢桂枝麻黃各半湯主之。

太陽病初服桂枝湯反煩不解者當先刺風池

風府卻與桂枝湯卽愈。

服桂枝湯大汗出若脉但洪大與桂枝湯若其

形如瘧。一日再發汗出便解宜桂枝二麻黃一湯。

服桂枝湯大汗出後大煩渴不解若脉洪大者。白虎加人參湯主之。

太陽病發熱而惡寒熱多寒少。脉微弱者此無陽也不可復發其汗。宜桂枝二越婢一湯。

服桂枝湯或下之。仍頭項強痛翕翕發熱無汗。心下滿而微痛小便不利者桂枝去桂加茯苓

白术湯主之。

傷寒脉浮。自汗。小便數。頗微惡寒。論曰心煩微惡寒。兩脚攣急反與桂枝湯。欲攻其表得之便厥咽乾煩躁吐逆當作甘草乾薑湯。以復其陽厥愈足溫。更作芍藥甘草湯與之。其脚即伸若胃氣不和讝語少與調胃承氣湯。若重發汗復加燒鍼者。四逆湯主之。

問曰證象陽旦按法治之而增劇厥逆咽中乾。

兩脛拘急而讝語師言夜半手足當溫兩脚當
伸後如師言何以知之答曰寸口脉浮而大浮
即為風大即為虛風則生微熱虛則兩脛攣其
形象桂枝因加附子於其間增桂令汗出附子
溫經亡陽故也厥逆咽中乾煩躁陽明內結讝
語煩亂更飲甘草乾薑湯夜半陽氣還兩足當
熱脛尚微拘急與芍藥甘草湯爾乃脛伸與承
氣湯微溏止其讝語故知其病可愈

太陽病項背強几几。無汗惡風者葛根湯主之。

太陽與陽明合病。必自利葛根湯主之。不下利

但嘔者葛根加半夏湯主之。

太陽病桂枝證醫反下之。遂利不止其脈促表

未解。喘而汗出葛根黃連黃芩湯主之。

太陽病頭痛發熱身體疼腰痛骨節疼痛惡風

無汗而喘麻黃湯主之。

太陽與陽明合病。喘而胸滿者不可下。宜麻黃

湯主之。

病十日巳去其脉浮細嗜臥此爲外解設胸滿

脇痛與小柴胡湯脉浮者與麻黃湯

太陽中風脉浮緊發熱惡寒身體疼痛不汗出

而煩躁頭痛大青龍湯主之若脉微弱汗出惡

風不可服服則厥筋惕肉瞤此爲逆也。

傷寒脉浮緩其身不疼但重乍有輕時無少陰

證者可與大青龍湯發之。

傷寒表不解。心下有水氣欬而發熱。或渴或利

或噎或小便不利小腹滿或微喘小青龍湯主

之。

傷寒心下有水氣欬而微喘發熱不渴服湯已。

而渴者。此爲寒去欲解小青龍湯主之。

太陽病外證未解其脉浮弱當以汗解宜桂枝

湯主之。

太陽病下之微喘者表未解故也桂枝加厚朴

杏仁湯主之。

太陽病外證未解者不可下下之爲逆解外者

宜桂枝湯主之。

太陽病先發汗不解而下之其脈浮不愈浮爲

在外而反下之故令不愈今脈浮故知在外當

解其外則愈宜桂枝湯。

太陽病脈浮緊無汗而發熱其身疼痛八九日

不解其表候仍在此當發其汗服藥已微除其

人發煩目瞑劇者必衄。衄乃解所以然者陽氣重故也。麻黃湯主之。

太陽病。脉浮緊發熱其身無汗自衄者愈。

二陽併病。太陽初得病時。發其汗。汗先出不徹。因轉屬陽明。續自微汗出。不惡寒若太陽病證不罷不可下。下之為逆如此者可小發其汗設面色緣緣正赤者陽氣怫鬱不得越當解之熏之當汗而不汗其人躁煩不知痛處乍在腹中。

乍在四肢。按之不可得。其人短氣但坐。以汗出

不徹故也。更發其汗即愈。何以知汗出不徹以

脉澀故知之。

脉浮數。法當汗出而愈。若下之身體重心悸者。

不可發汗。當自汗出而解。所以然者尺中脉微。

此裏虛。須表裏實。津液自和。即自汗出愈。

脉浮而緊。法當身疼頭痛。宜以汗解之。假令尺

中脉遲者。不可發其汗。何以故此爲營氣不足。

血氣微少故也。

脉浮者。病在表可發汗。宜麻黃湯。一云桂枝湯。

脉浮而數者。可發汗宜麻黃湯。

病常自汗出者。此爲營氣和衛氣不和故也。營

行脉中。爲陰主內衛行脉外。爲陽主外。復發其

汗衛和則愈宜桂枝湯。

病人藏無他病時發熱自汗出而不愈此衛氣

不和也先其時發汗即愈宜桂枝湯。

傷寒脈浮緊不發汗因致衄者宜麻黃湯。

傷寒不大便六七日。頭痛有熱者。未可與承氣湯。

其小便反清。此爲不在裏而在表也。當發其汗。

頭痛者必衄宜桂枝湯。

傷寒發汗已解半日許復煩其脈浮數可與復

發汗宜桂枝湯。

凡病若發汗若吐若下。若亡血無津液而陰陽

自和者必自愈。

大下後。發汗。其人小便不利。此亡津液。勿治之。其小便利必自愈。

下之後。發其汗。必振寒。脉微細。所以然者。內外俱虛故也。

下之後。復發其汗。晝日煩躁不得眠。夜而安靜。不嘔不渴。而無表證。脉沉微。身無大熱者。乾薑附子湯主之。

發汗後。身體疼痛。其脉沉遲。桂枝加芍藥生薑

人參湯主之。

發汗後。不可更行桂枝湯。汗出而喘。無大熱者。

可與麻黃杏子甘草石膏湯。

發汗過多。其人叉手自冒心。心下悸。欲得按者。

桂枝甘草湯主之。

發汗後。其人臍下悸者。欲作賁豚。茯苓桂枝甘

草大棗湯主之。

發汗後腹脹滿。厚朴生薑甘草半夏人參湯主

之。

傷寒。若吐若下若發汗後。心下逆滿。氣上衝胷。起即頭眩。其脉沉緊。發汗即動經。身爲振振搖者。茯苓桂枝白术甘草湯主之。

發其汗不解。而反惡寒者。虛故也。芍藥甘草附子湯主之。不惡寒但熱者實也。當和胃氣宜小承氣湯。

發汗若下。病仍不解。煩躁。茯苓四逆湯主之。

太陽病。發汗後。大汗出胃中乾。煩躁不得眠其

人欲引水當稍飲之。令胃中和則愈若脉浮小

便不利微熱消渴者。與五苓散主之。

發汗後脉浮而數煩渴者五苓散主之。

傷寒汗出而渴者五苓散主之不渴者茯苓甘

草湯主之。

中風發熱六七日不解而煩有表裏證渴欲飲

水。水入卽吐。此爲水逆。五苓散主之。

未持脉時。病人义手自冒心。師因教試令欬而
不卽欬者。此必兩耳聾無聞也。所以然者以重
發其汗虛故也。

發汗後飲水多者必喘。以水灌之亦喘。

發汗後水藥不得入口爲逆。

發汗吐下後虛煩不得眠。劇者反覆顛倒。心中
懊憹梔子豉湯主之。若少氣梔子甘草豉湯主
之。若嘔梔子生薑豉湯主之。

發汗。若下之。煩熱。胸中窒者。梔子豉湯主之。

傷寒五六日。大下之後。身熱不去。心中結痛。此為未解。梔子豉湯主之。

傷寒下後。煩而腹滿。臥起不安。梔子厚朴湯主之。

傷寒。醫以圓藥大下之。身熱不去。微煩。梔子乾薑湯主之。

凡用梔子湯證。其人微溏者。不可與服之。

太陽病。發其汗而不解。其人仍發熱心下悸頭

眩身瞤而動。振振欲擗地者。真武湯主之。

咽喉乾燥者。不可發其汗。

淋家不可發汗。發其汗必便血。

瘡家雖身疼痛。不可攻其表。汗出則痙。

衄家不可攻其表。汗出必額上促急而緊直視

不能眴。不得眠。

亡血家不可攻其表。汗出則寒慄而振。

汗家重發其汗。必恍惚心亂。小便已陰疼。與禹

餘糧圓。

病人有寒。復發其汗胃中冷必吐蚘。

本發汗。而復下之。爲逆先發汗者。治不爲逆。本

先下之。而反汗之。爲逆先下之者。治不爲逆。

傷寒醫下之。續得下利清穀不止身體疼痛。急

當救裏。後身疼痛清便自調急當救表。救裏宜

四逆湯。救表宜桂枝湯。

病發熱頭痛脉反沉。若不瘥身體更疼痛當救

其裏。宜四逆湯。

太陽病。先下之而不愈。因復發其汗。表裏俱虛。

其人因致冒。冒家當汗出自愈。所以然者汗出

表和故也。裏未和。然後復下之。

太陽病未解脉陰陽俱停。必先振汗而解。但陽

微者先汗之而解。陰微者先下之而解。汗之宜

桂枝湯。下之宜承氣湯。

血弱氣盡腠理開邪氣因入與正氣相搏結於

脇下正邪分爭往來寒熱休作有時嘿嘿不欲

食飲藏府相連其痛必下邪高痛下故使嘔也

小柴胡湯主之

服柴胡湯已渴者此爲屬陽明以法治之

得病六七日脉遲浮弱惡風寒手足溫醫二三

下之不能食其人脇下滿痛面目及身黃頸項

强小便難與柴胡湯後必下重本渴飲水而嘔

柴胡湯不復中與也。食穀者噦。

中風五六日。傷寒往來寒熱胸脅苦滿嘿嘿不

欲飲食心煩喜嘔。或胷中煩而不嘔或渴或腹

中痛或脅下痞堅或心中悸小便不利或不渴。

外有微熱或欬小柴胡湯主之。

傷寒四五日。身熱惡風頸項強脅下滿手足溫

而渴小柴胡湯主之。

傷寒陽脉濇陰脉弦法當腹中急痛先與小建

中湯。不差即與小柴胡湯主之。

傷寒中風有小柴胡證但見一證便是不必悉具。

凡柴胡湯證而下之柴胡證不罷者復與柴胡湯必蒸蒸而振却發熱汗出而解。

傷寒二三日心中悸而煩小建中湯主之。

太陽病過經十餘日及二三下之後四五日柴胡證仍在先與小柴胡湯嘔止小安其人鬱鬱

微煩者。為未解。與大柴胡湯下之愈。

傷寒十三日不解。胸脇滿而嘔。日晡發潮熱而微利。此本柴胡證下之不得利。今反利者。知醫以圓藥下之。非其治也。潮熱者實也。先再服小柴胡湯解其外。後以柴胡加芒硝湯主之。

傷寒十三日。過經而讝語內有熱也。當以湯下之。小便利者大便當堅。而反下利。其脈調和者。知醫以圓藥下之。非其治也。自利者。其脈當微

厥今反和者。此爲內實也。調胃承氣湯主之。

太陽病不解。熱結膀胱其人如狂。血自下。下者

即愈。其外不解。尚未可攻當先解其外。外解小

腹急結者。乃可攻之。宜桃核承氣湯。

傷寒八九日。下之胸滿煩驚小便不利讝語一

身盡重不可轉側柴胡加龍骨牡蠣湯主之。

傷寒腹滿而讝語寸口脉浮而緊者。此爲肝乘

脾。名曰縱當刺期門。

傷寒發熱嗇嗇惡寒其人大渴欲飲酢漿者其腹必滿而自汗出小便利其病欲解此為肝乘肺名曰橫當刺期門。

太陽病二日而反燒尨熨其背而大汗出火熱入胃胃中水竭躁煩必當讝語十餘日振而反汗出者此為欲解也其汗從腰以下不得汗欲小便不得反嘔欲失溲足下惡風大便堅者小便當數而反不數及不多大便已頭卓然而痛

其人足心必熱。穀氣下流故也。

太陽中風以火刦發其汗。邪風被火熱血氣流
溢。失其常度。兩陽相熏灼其身發黃。陽盛即欲
衂陰虛小便難。陰陽俱虛竭身體則枯燥。但頭
汗出剤頸而還。腹滿微喘口乾咽爛。或不大便。
久則讝語甚者至噦手足躁擾撳衣摸牀小便
利者其人可治。

傷寒脉浮醫以火廹刦之亡陽驚狂臥起不安。

桂枝去芍藥加蜀漆牡蠣龍骨救逆湯主之。

傷寒其脉不弦緊而弱者。必渴。被火必讝語弱

者發熱脉浮解之當汗出。

太陽病以火熏之不得汗者其人必燥到經不

解必清血名火邪
邸闈

脉浮熱盛而灸之此為實實以虛治因火而動

咽燥必吐血。

微數之脉慎不可灸因火為邪則為煩逆追虛

逐實血散脉中。火氣雖微內攻有力。焦骨傷筋

血難復也。

脉浮當以汗解而反灸之邪無從出因火而盛

病從腰以下必重而痺此爲火逆。

欲自解者必當先煩乃有汗隨汗而解何以知

之脉浮故知汗出而解。

燒鍼令其汗。鍼處被寒核起而赤者必發賁豚。

氣從少腹上衝心者灸其核上各一壯。與桂枝

加桂湯。

火逆下之。因燒鍼煩躁者。桂枝甘草龍骨牡蠣湯主之。

太陽傷寒。加溫鍼必驚。

太陽病。當惡寒而發熱。今自汗出反不惡寒而發熱。關上脉細而數。此醫吐之故也。一日二日吐之者。腹中饑口不能食。三日四日吐之者不喜糜粥欲食冷食。朝食夕吐。以醫吐之所致也。

此爲小逆。

太陽病。吐之。但太陽病當惡寒。今反不惡寒。不

欲近衣。此爲吐之內煩也。

病人脉數。數爲熱。當消穀引食。而反吐者。以醫

發其汗。陽氣微。膈氣虛。脉則爲數。數爲客熱不

能消穀。胃中虛冷故吐也。

太陽病過經十餘日。心下嗢嗢欲吐。而又胸中

痛。大便反溏。其腹微滿。鬱鬱微煩。先時自極吐

下者。與調胃承氣湯。不爾者不可與。反欲嘔胸中痛。微溏。此非湯證。以嘔故知極吐下也。

太陽病七八日。表證仍在其脈微沉反不結胸。其人發狂。此熱在下焦。少腹當堅而滿。小便自利者。下血乃愈。所以然者。太陽隨經瘀熱在裏故也。

太陽病身黃其脈沉結少腹堅。小便不利爲無血也。小便自利。其人如狂者。血證諦也。

傷寒有熱而少腹滿應小便不利今反利者爲

有血也當下之不可餘藥宜抵當圓

太陽病小便利者爲多飲水心下必悸小便少

者必苦裏急也

金匱玉函經

金匱玉函經卷第三

辨太陽病形證治下第四

問曰、何謂藏結答曰如結胸狀飲食如故時小便不利陽脉浮關上細沈而緊爲藏結舌上白胎滑者爲難治。

藏結者無陽證不往來寒熱一云寒而不熱其

問曰病有結胸有藏結其狀何如。答曰、按之痛。其脉寸口浮關上自沉爲結胃。

人反靜。舌上胎滑者不可攻也。

夫病發於陽而反下之。熱入因作結胸。發于陰而反下之。因作痞。結胸者下之早。故令結胸。

結胸者。其項亦強。如柔痓狀下之即和。宜大陷胸圓。

結胸證。其脉浮大。不可下。下之即死。

結胸證悉具而躁者死。

太陽病脉浮而動數。浮則為風。數則為熱。動則

為痛。數則為虛。頭痛發熱。微盜汗出而反惡寒

者。其表未解也。醫反下之。動數變遲。頭痛則眩。

胃中空虛。客氣動膈。短氣煩躁。心中懊憹。陽氣

內陷。心下因堅。則為結胸。大陷胸湯主之。若不

結胸。但頭汗出。其餘無汗。劑頸而還。小便不利。

身必發黃。

傷寒六七日。結胸熱實。其脉浮緊。心下痛。按之

如石堅。大陷胸湯主之。

傷寒十餘日。熱結在裏。復往來寒熱。當與大柴胡湯。但結胸無大熱。此爲水結在胸脇。頭微汗出大陷胸湯主之。

太陽病重發其汗而復下之不大便。五六日。舌上燥而渴日晡小有潮熱從心下至少腹堅滿而痛不可近大陷胸湯主之。

小結胸者。正在心下。按之即痛其脉浮滑小陷胸湯主之。

太陽病二三日不能臥。但欲起者。心下必結。其
脉微弱者。此本寒也。而反下之。利止者必結胸。
未止者。四五日復重下之。此挾熱利也。

太陽病下之。其脉促不結胸者。此爲欲解。其脉
浮者。必結胸。其脉緊者。必咽痛。其脉弦者。必兩
脅拘急。其脉細而數者。頭痛未止。其脉沉而緊
者。必欲嘔。其脉沉而滑者。挾熱利。其脉浮而滑
者。必下血。

病在陽當以汗解而反以水潠之若灌之其熱

被刼不得去益煩皮上粟起意欲飲水反不渴

服文蛤散若不差與五苓散若寒實結胸無熱

證者與三物小白散

太陽與少陽併病頭項強痛或眩時如結胸心

下痞鞕當刺大椎第一間肺俞肝俞愼不可

發汗發汗卽讝語讝語則脉弦讝語五六日不

止當刺期門

婦人中風發熱惡寒。經水適來。得之七八日。熱
除而脉遲。身涼。胸脅下滿。如結胸狀。其人讝語。
此爲熱入血室。當刺期門。隨其虛實而取之。

婦人中風七八日。續得寒熱發作有時。經水適
斷者。此爲熱入血室。其血必結。故使如瘧狀發
作有時。小柴胡湯主之。

婦人傷寒發熱。經水適來。晝日明了。暮則讝語。
如見鬼狀者。此爲熱入血室。無犯胃氣及上二

焦必當自愈。

傷寒六七日。發熱微惡寒。肢節煩疼。微嘔。心下支結外證未去者。柴胡桂枝湯主之。

傷寒五六日已發汗而復下之。胸脇滿微結。小便不利渴而不嘔。但頭汗出往來寒熱心煩此為未解也。柴胡桂枝乾姜湯主之。

傷寒五六日。頭汗出微惡寒。手足冷。心下滿口不欲食。大便堅。其脉細。此為陽微結。必有表復

有裏沉亦爲病在裏汗出爲陽微假令純陰結

不得有外證悉入在于裏此爲半在外半在裏

脉雖沉緊不得爲少陰所以然者陰不得有汗

今頭汗出故知非少陰也可與小柴胡湯設不

了了者得屎而解

傷寒五六日嘔而發熱柴胡湯證具而以他藥

下之柴胡證仍在者復與柴胡湯此雖以下之

不爲逆必蒸蒸而振却發熱汗出而解若心下

滿而堅痛者。此爲結胸大陷胸湯主之。若但滿
而不痛者。此爲痞。柴胡不復中與也。半夏瀉心
湯主之。

太陽少陽併病而反下之。結胸心下堅利復不
止水漿不肯下。其人必心煩。

脉浮而緊而反下之。緊反入裏則作痞。按之自
濡但氣痞耳。

太陽中風下利嘔逆。表解乃可攻之。其人蓻蓻

汗出發作有時頭痛心下痞堅滿引脅下痛嘔

即短氣此爲表解裏未和十棗湯主之

太陽病醫發其汗遂發熱惡寒復下之則心下

痞表裏俱虛陰陽氣併竭無陽則陰獨復加燒

鍼因胸煩面色青黃膚瞤如此者爲難治今色

微黃手足溫者易愈

心下痞按之濡其脉關上自浮大黃黃連瀉心

湯主之

若心下痞。而復惡寒汗出者附子瀉心湯主之。

本以下之故心下痞與瀉心湯痞不解其人渴而口燥煩。小便不利者五苓散主之。一方云忍之一日乃愈。

傷寒汗出解之後胃中不和心下痞堅乾噫食臭脅下有水氣腹中雷鳴而利生薑瀉心湯主之。

傷寒中風醫反下之其人下利日數十行穀不

化腹中雷鳴心下痞堅而滿乾嘔而煩不得安

醫見心下痞謂病不盡復下之其痞益甚此非

結熱但胃中虛客氣上逆故使之堅甘草瀉心

湯主之

傷寒服湯藥下利不止心下痞堅服瀉心湯已

復以他藥下之利不止醫以理中與之利益甚

理中者理中焦此利在下焦赤石脂禹餘糧湯

主之若不止者當利其小便

傷寒吐下後發汗虛煩脉甚微八九日心下痞堅脇下痛氣上衝咽喉眩冒經脉動惕者久而成痿。

傷寒汗出若吐若下解後心下痞堅噫氣不除者旋覆代赭石湯主之。

太陽病外證未除而數下之遂挾熱而利不止心下痞堅表裏不解者桂枝人參湯主之。

大下以後不可更行桂枝湯若汗出而喘無大

熱者。可與麻黃杏仁甘草石膏湯。

傷寒大下後復發其汗。心下痞惡寒者表未解

也。不可攻痞。當先解表。解乃可攻其痞解表宜

桂枝湯。攻痞宜大黃黃連瀉心湯。

傷寒發熱汗出不解。心下痞堅嘔吐下利者。大

柴胡湯主之。

病如桂枝證頭不痛項不強寸脉微浮。胸中痞

堅氣上衝咽喉不得息者。此為胸有寒也。當吐

之。宜瓜蔕散。

病者若脅下素有痞連在臍傍痛引少腹入陰

俠陰筋者。此爲藏結死。

傷寒若吐若下後七八日不解。熱結在裏表裏

俱熱時時惡風大渴舌上乾燥而煩欲飲水數

升者。白虎加人參湯主之。

傷寒脉浮發熱無汗其表不解者不可與白虎

湯。渴欲飲水無表證者白虎湯主之。

凡用白虎湯立夏後至立秋前得用之立秋後不可服也。

春三月病常苦裏冷白虎湯亦不可與與之則嘔利而腹痛。

諸亡血虛家亦不可與白虎湯得之腹痛而利者急當溫之。

太陽與少陽併病心下痞堅頭項強而眩當刺大椎第一間肺俞肝俞慎勿下之。

傷寒無大熱口燥渴而煩其背微惡寒者白虎加人參湯主之。

太陽與少陽合病自下利者與黃芩湯若嘔者黃芩加半夏生薑湯主之。

傷寒胸中有熱胃中有邪氣腹中痛欲嘔吐黃連湯主之。

傷寒八九日風溼相搏身體疼煩不能自轉側不嘔不渴脈浮虛而濇者桂枝附子湯主之若

其人大便堅。小便自利术附子湯主之。

風溼相搏骨節疼煩掣痛不得屈伸近之則痛劇汗出短氣小便不利惡風不欲去衣或身微腫甘草附子湯主之。

傷寒脉浮滑而表熱裏寒者白通湯主之舊云一云白虎者恐非。　舊云以下出叔和

白通湯

傷寒脉結代心中驚悸炙甘草湯主之。

辨陽明病形證治第五

陽明之為病胃家實是也。

問曰病有太陽陽明有正陽陽明有微陽陽明

何謂也答曰太陽陽明者脾約一作脾結是也

正陽陽明者胃家實是也微陽陽明者發其汗

若利其小便胃中燥大便難是也。

問曰何緣得陽明病答曰太陽病發其汗若下

之亡其津液胃中乾燥因轉屬陽明不更衣內

實大便難者為陽明病也。

問曰陽明病外證云何答曰身熱汗出而不惡寒但反惡熱也。

問曰病有得之一日不惡熱而惡寒者云何答曰然雖一日惡寒自罷即汗出惡熱也。

問曰惡寒何故自罷答曰陽明居中土也萬物所歸無所復傳始雖惡寒二日自止此為陽明病也。

本太陽初得病時發其汗汗先出不徹因轉屬

陽明也。

病發熱無汗嘔不能食而反汗出濈濈然是爲轉屬陽明。

傷寒脉浮而緩手足自溫是爲繫在太陰太陰身當發黃若小便自利者不能發黃至七八日便堅爲屬陽明。

傷寒轉繫陽明者其人濈濈然微汗出也。

陽明中風口苦咽乾腹滿微喘發熱惡寒脉浮

緊若下之則腹滿小便難也。

陽明病能食爲中風不能食爲中寒。

陽明病中寒不能食而小便不利手足濈然汗出此欲作堅瘕必大便初堅後溏所以然者胃中冷水穀不別故也。

陽明病初欲食食之小便反不數大便自調其人骨節疼翕翕如有熱狀奄然發狂濈然汗出而解此爲水不勝穀氣與汗共併脉緊卽愈。

陽明病欲解時從申盡戌。

陽明病不能食攻其熱必噦所以然者胃中虛

冷故也其人本虛故攻其熱必噦。

陽明病脉遲食難用飽飽卽發煩頭眩必小便

難此欲作穀疸雖下之腹滿如故所以然者脉

遲故也。

陽明病久久而堅者陽明當多汗而反無汗其

身如蟲行皮中之狀此以久虛故也。

各陽明病反無汗而但小便二三日嘔而欬手

足若厥者其人頭必痛若不嘔不欬手足不厥

者其頭不痛。

各陽明病但頭眩不惡寒故能食而欬其人咽

必痛若不欬者其咽不痛。

陽明病脉浮而緊其熱必潮發作有時但浮者

必盜汗出。

陽明病無汗小便不利心中懊憹者必發黃。

陽明病被火額上微汗出小便不利者必發黃。

陽明病口燥但欲漱水不欲嚥者必衄。

陽明病本自汗出醫復重發汗病已瘥其人微煩不了了者此大便堅也以亡精液胃中燥故令其堅當問其小便日幾行若本日三四行今日再行者知必大便不久出今為小便數少津液當還入胃中故知必當大便也。

夫病陽多者熱下之則堅汗出多極發其汗亦

堅。

傷寒嘔多。雖有陽明證不可攻之。

陽明病心下堅滿不可攻之。攻之遂利不止者

死。止者愈。

陽明病面合赤色不可攻之。攻之必發熱色黃

小便不利也。

陽明病不吐下而煩者可與調胃承氣湯。

陽明病其脉遲。雖汗出不惡寒者其身必重短

氣腹滿而喘有潮熱如此者其外爲欲解可攻其裏也。手足濈然汗出此爲已堅大承氣湯主之。若汗出多微發熱惡寒者外爲未解其熱不潮未可與承氣湯若腹大滿不通者可與小承氣湯微和其胃氣勿令至大下。陽明病潮熱大便微堅者可與大承氣湯不堅者勿與之。若不大便六七日恐有燥屎欲知之法可與小承氣湯湯入腹中轉矢氣者爲有燥

屎乃可攻之。若不轉矢氣者。此但頭堅後溏。不

可攻之。攻之必脹滿不能食也。欲飲水者。與水

即噦。其後發潮熱必復堅而少也。以小承氣湯

和之。若不轉矢氣者。愼不可攻也。

夫實則讝語虛則鄭聲。鄭聲者重語是也。

直視讝語喘滿者死。若下利者亦死。

發汗多。重發其汗若已下。復發其汗亡其陽讝

語脉短者死。脉自和者不死。

傷寒吐下後不解不大便五六日上至十餘日

日晡時發潮熱不惡寒獨語如見鬼狀若劇者

發則不識人循衣撮空怵惕不安微喘直視脉

弦者生濇者死微者但發熱讝語者大承氣湯

主之若一服利止後服

陽明病其人多汗以津液外出胃中燥大便必

堅堅則讝語小承氣湯主之一服讝語止莫復

服

陽明病讝語發潮熱其脉滑而疾者小承氣湯主之因與承氣湯一升腹中轉矢氣者復與一升若不轉矢氣勿更與之明日不大便脉反微濇者裏虛也為難治不可更與承氣湯也

陽明病讝語有潮熱而反不能食者必有燥屎五六枚也若能食者但堅耳大承氣湯主之

陽明病下血讝語者此為熱入血室但頭汗出者當刺期門隨其實而瀉之濈然汗出則愈

汗出讝語者以有燥屎在胃中。此爲風也。須下之。過經乃可下之。下之若早。語言必亂。以表虛裏實故也。下之則愈。宜大承氣湯。

傷寒四五日。脉沉而喘滿。沉爲在裏。而反發其汗。津液越出。大便爲難。表虛裏實。久則讝語。

三陽合病。腹滿身重。難以轉側。口不仁而面垢。讝語遺溺。發汗則讝語甚。下之則額上生汗。手足厥冷。若自汗出者。白虎湯主之。

二陽併病太陽證罷但發潮熱手足漐漐汗出

大便難而讝語者下之即愈宜大承氣湯。

陽明病其脉浮緊咽乾口苦腹滿而喘發熱汗

出不惡寒反惡熱身重發其汗即躁心憒憒反

讝語加溫鍼必怵惕煩躁不得眠下之即胃中

空虛客氣動膈心中懊憹舌上胎者梔子豉湯

主之若渴欲飲水口乾舌燥者白虎湯主之若

脉浮發熱渴欲飲水小便不利者豬苓湯主之。

陽明病。汗出多而渴者。不可與豬苓湯。以汗多

胃中燥。豬苓湯復利其小便故也。

脉浮而遲。表熱裏寒下利清穀者。四逆湯主之。

若胃中虛冷。其人不能食。飲水即噦。

脉浮發熱口乾鼻燥能食者即衄。

陽明病下之。其外有熱手足溫不結胸心中懊

憹饑不能食。但頭汗出栀子豉湯主之。

陽明病發潮熱大便溏。小便自可。而胸脅滿不

去者。小柴胡湯主之。

陽明病脅下堅滿不大便而嘔舌上白胎者可

與小柴胡湯上焦得通津液得下胃氣因和身

濈然汗出而解。

陽明中風脈弦浮大而短氣腹都滿脅下及心

痛久按之氣不通鼻乾不得汗其人嗜臥一身

及面目悉黃小便難有潮熱時時噦耳前後腫。

刺之小差其外不解病過十日脈續浮者與小

柴胡湯但浮無餘證者與麻黃湯不溺腹滿加

喘者不治

陽明病自汗出若發其汗小便自利此爲津液

內竭雖堅不可攻之當須自欲大便宜審煎導

而通之若土瓜根豬膽汁皆可爲導

陽明病其脉遲汗出多而微惡寒者表爲未解

可發其汗宜桂枝湯

陽明病脉浮無汗其人必喘發其汗卽愈宜麻

黃湯主之。

陽明病發熱而汗出此爲熱越不能發黃也但
頭汗出身無汗齊頸而還小便不利渴引水漿
此爲瘀熱在裏身必發黃茵蔯湯主之。

陽明證其人喜忘者必有畜血所以然者本有
久瘀血故令喜忘屎雖堅大便反易其色必黑
抵當湯主之。

陽明病下之心中懊憹而煩胃中有燥屎者可

攻其人腹微滿頭堅後溏者不可攻之若有燥

屎者宜大承氣湯

病者五六日不大便繞臍痛躁煩發作有時此

為有燥屎故使不大便也

病人煩熱汗出卽解復如瘧狀日晡所發熱者

屬陽明也脉實者當下之脉浮虛者當發汗下

之宜大承氣湯發汗宜桂枝湯

大下後六七日不大便煩不解腹滿痛者此有

燥屎所以然者。本有宿食故也。大承氣湯主之。

病人小便不利大便乍難乍易時有微熱喘冒

不能臥者有燥屎故也。大承氣湯主之。

食穀欲嘔者屬陽明吳茱萸湯主之。得湯反劇

者屬上焦。

太陽病寸緩關小浮尺弱其人發熱汗出復惡

寒不嘔但心下痞者此以醫下之也。若不下其

人復不惡寒而渴者為轉屬陽明。小便數者大

便卽堅不更衣十日無所苦也渴欲飲水者少

少與之但以法救之渴者宜五苓散

脉陽微而汗出少者爲自和汗出多者爲太過

陽脉實因發其汗出多者亦爲太過太過者陽

絕於內亡津液大便因堅

脉浮而芤浮則爲陽芤則爲陰浮芤相搏胃氣

生熱其陽則絕

趺陽脉浮而濇浮則胃氣強濇則小便數浮濇

相搏，大便則堅，其脾為約，麻子仁圓主之。

太陽病三日，發其汗不解，蒸蒸然發熱者，屬胃也，調胃承氣湯主之。

傷寒吐後，腹脹滿者，與調胃承氣湯。

太陽病吐下發汗後，微煩，小便數，大便堅，可與小承氣湯和之愈。

得病二三日，脉弱，無太陽柴胡證，煩躁，心下堅。至四五日雖能食，以小承氣湯少少與，微和之

令小安至六日與承氣湯一升若不大便六七

日小便少者雖不能食但頭堅後溏未定成堅

攻之必溏須小便利屎定堅乃可攻之宜大承

氣湯

傷寒六七日目中不了了睛不和無表裏證大

便難身微熱者此為實急下之宜大承氣湯

陽明病發熱汗多者急下之宜大承氣湯

發汗不解腹滿痛者急下之宜大承氣湯

腹滿不減，減不足言，當下之，宜大承氣湯。

傷寒腹滿，按之不痛者為虛，痛者為實，當下之，宜大承氣湯。

舌黃未下者，下之黃自去，宜大承氣湯。

陽明與少陽合病，必下利，其脉不負者為順，負者為失，互相剋賊，名為負也。若滑而數者，有宿食也，當下之，宜大承氣湯。

病人無表裏證，發熱七八日，脉雖浮數者，可下之。假令下已，脉數不解，合熱則消穀善饑，至六

七日不大便者。有瘀血宜抵當湯。若脉數不解。

而下不止必挾熱便膿血。

傷寒七八日。身黃如橘子色。小便不利少腹微

滿茵蔯蒿湯主之。

傷寒身黃發熱梔子檗皮湯主之。

傷寒瘀熱在裏身必發黃宜麻黃連軺赤小豆

湯主之。

傷寒發其汗已身目爲黃所以然者。以寒溼相

搏在裏不解故也以爲非瘀熱而不可下當于

寒溼中求之。

辨少陽病形證治第六

少陽之爲病口苦咽乾目眩也。

少陽中風兩耳無聞目赤胸中滿而煩不可吐

下吐下卽悸而驚。

傷寒脉弦細頭痛發熱者屬少陽少陽不可發

汗發汗則讝語此屬胃胃和卽愈胃不和則煩

而悸。

太陽病不解轉入少陽者脅下堅滿乾嘔不能食飲往來寒熱尚未吐下其脉沉緊與小柴胡湯若巳吐下發汗溫鍼讝語柴胡證罷此為壞病知犯何逆以法治之

三陽合病脉浮大上關上但欲寐目合則汗

傷寒六七日無大熱其人躁煩此為陽去入陰也

傷寒三日。三陽爲盡。三陰當受邪。其人反能食

而不嘔。此爲三陰不受邪也。

少陽病欲解時從寅盡辰。

金匱玉函經卷第三　終

辨太陰病形證治第七

太陰之為病腹滿而吐食不下自利益甚時腹自痛若下之必胸下痞堅。

太陰病脉浮者可發其汗宜桂枝湯。

太陰中風四肢煩疼陽微陰濇而長者為欲愈。

太陰病欲解時從亥盡丑。

自利不渴者屬太陰以其藏有寒故也當溫之。

宜四逆輩。

傷寒脉浮而緩手足自溫者繫在太陰太陰當發身黃若小便自利者不能發黃至七八日雖暴煩下利日十餘行必自止所以然者此脾家實腐穢當去也。

太陽病醫反下之因爾腹滿時痛者屬太陰也。桂枝加芍藥湯主之大實痛者桂枝加大黃湯主之。

太陰爲病脉弱其人續自便利設當行大黃芍

藥者宜減之其人胃氣弱易動故也下利先煎

芍藥三沸

辨少陰病形證治第八

少陰之爲病脉微細但欲寐

少陰病欲吐不吐心煩但欲寐五六日自利而

渴者屬少陰也虛故引水自救若其人小便色

白者爲少陰病形悉具所以然者以下焦虛有

寒不能制溲故白也

病人脈陰陽俱緊而反汗出爲亡陽此屬少陰

法當咽痛而復吐利。

少陰病欬而下利譫語者被火氣刼故也小便

必難爲强責少陰汗也。

少陰病脈細沉數病爲在裏不可發其汗。

少陰病脈微不可發汗亡陽故也陽巳虛尺中

弱濇者復不可下之。

少陰病脈緊至七八日自下利其脈暴微手足

反溫。脉緊去此為欲解雖煩下利必自愈。

少陰病下利。若利自止惡寒而踡手足溫者可治。

少陰病惡寒而踡時自煩欲去衣被者可治。

少陰中風脉陽微陰浮為欲愈。

少陰病欲解時從子盡寅。

少陰病八九日一身手足盡熱者以熱在膀胱。必便血也。

少陰病吐利手足不逆冷反發熱者不死脉不

至者灸少陰七壯。

少陰病但厥無汗而强發之必動其血未知從

何道出或從口鼻或從目出是名下厥上竭爲

難治。

少陰病惡寒身踡而利手足逆冷者不治。

少陰病下利止而頭眩時時自冒者死。

少陰病吐利煩躁四逆者死。

少陰病四逆惡寒而身踡脈不至不煩而躁者

死。

少陰病六七日息高者死。

少陰病脈微細沉但欲臥汗出不煩自欲吐五

六日自利復煩躁不得臥寐者死。

少陰病始得之反發熱脈沉者麻黃附子細辛

湯主之。

少陰病得之二三日麻黃附子甘草湯微發汗。

以二三日無裏證。故微發汗。

少陰病得之二三日已上。心中煩不得臥黃連
阿膠湯主之。

少陰病得之一二日。口中和其背惡寒者當灸
之。附子湯主之。

少陰病身體痛手足寒骨節痛脉沉微一作者附
子湯主之。

少陰病下利便膿血。桃花湯主之。

少陰病二三日至四五日腹痛小便不利下利

不止而便膿血桃花湯主之。

少陰病下利便膿血者可刺。

少陰病吐利而手足逆冷煩躁欲死者吳茱萸

湯主之。

少陰病下利咽痛胸滿心煩豬膚湯主之。

少陰病二三日咽痛者可與甘草湯不差者與

桔梗湯。

少陰病咽中傷生瘡不能語言聲不出者苦酒
湯主之。

少陰病咽中痛半夏散及湯主之。

少陰病下利白通湯主之。

少陰病下利脉微服白通湯利不止厥逆無脉
乾嘔煩者白通加猪膽汁湯主之。服湯脉暴出
者死微續者生。

少陰病二三日不已至四五日腹痛小便不利。

四肢沉重疼痛而利此為有水氣其人或欬或

小便自利或下利或嘔者真武湯主之。

少陰病下利清穀裏寒外熱手足厥逆脈微欲

絕身反不惡寒其人面赤色或腹痛或乾嘔或

咽痛或利止而脈不出通脈四逆湯主之。

少陰病四逆其人或欬或悸或小便不利或腹

中痛或泄利下重者四逆散主之。

少陰病下利六七日欬而嘔渴心煩不得眠者

豬苓湯主之。

少陰病得之二三日口燥咽乾者急下之宜大
承氣湯。

少陰病下利清水色純靑心下必痛口乾燥者
急下之宜大承氣湯。

少陰病六七日腹脹不大便者急下之宜大承
氣湯。

少陰病脉沉者急溫之宜四逆湯。

少陰病。飲食入口卽吐。心下嗢嗢欲吐復不能
吐。始得之。手足寒。脉弦遲者。此胸中實。不可
也。當吐之。若膈上有寒飲乾嘔者。不可吐急溫
之。宜四逆湯。

少陰病下利。脉微濇。嘔而汗出。必數更衣反少
者。當溫其上。灸之。陰五十壮

辨厥陰病形證治第九 脉經云、灸厥

厥陰之爲病消渴。氣上撞心。心中疼熱。饑不欲

辨厥利嘔噦病形證治第十

諸四逆厥者不可下之虛家亦然

厥陰病渴欲飲水者少少與之卽愈

厥陰病欲解時從丑盡卯

厥陰病欲解時從丑盡卯

厥陰中風其脉微浮爲欲愈不浮爲未愈

食甚者食則吐蚘下之不肯止

傷寒先厥後發熱而利者必自止見厥復利

傷寒始發熱六日厥反九日而利凡厥利者當

不能食，今反能食，恐爲除中，食以索餅，不發熱

者，知胃氣尚在，必愈，恐暴熱來出而復去也。後

三日脈之其熱續在，期之旦日夜半愈，後三日

脈之而數，其熱不罷，此爲熱氣有餘，必發癰膿。

傷寒脈遲六七日，而反與黃芩湯徹其熱，脈遲

爲寒，而與黃芩湯復除其熱，腹中應冷，當不能

食，今反能食，此爲除中，必死。

傷寒先厥後發熱，下利必自止，而反汗出咽中

痞者其喉為痺發熱無汗而利必自止不止者

必便膿血便膿血者其喉不痺

傷寒一二日至四五日而厥者必發熱前熱者

後必厥厥深者熱亦深厥微者熱亦微厥應下

之而反發其汗必口傷爛赤

凡厥者陰陽氣不相順接便為厥厥者手足逆

冷是也

傷寒病厥五日熱亦五日設六日當復厥不厥

者自愈厥終不過五日以熱五日故知自愈

傷寒脉微而厥至七八日膚冷其人躁無暫安
時者此為藏厥非蚘厥也蚘厥者其人當吐蚘

今病者靜而復時煩此為藏寒蚘上入膈故煩
須臾復止得食而嘔又煩者蚘聞食臭出其人

當自吐蚘蚘厥者烏梅圓主之

傷寒熱少厥微指頭寒嘿嘿不欲食煩躁數日

小便利色白者此熱除也欲得食其病為愈若

厥而嘔胃脅煩滿者。其後必便血。

病者手足厥冷。言我不結胸。小腹滿。按之痛者。此冷結在膀胱關元也。

傷寒發熱四日。厥反三日。復熱四日。厥少熱多。其病當愈。四日至七日熱不除。必清膿血。

傷寒厥四日。熱反三日。復厥五日。其病為進寒多熱少。陽氣退。故為進。

傷寒六七日。其脉微。手足厥冷。煩躁。灸厥陰厥

不還者死。

傷寒發熱下利厥逆躁不得臥者死。

傷寒六七日不便利忽發熱而利其人汗出不止者死有陰無陽故也。

傷寒五六日不結胸腹濡脉虛復厥者不可下。

此爲亡血下之死。

傷寒發熱而厥七日下利者爲難治。

傷寒脉促手足厥逆者可灸之。

傷寒脉滑而厥者裏有熱也白虎湯主之。

手足厥寒脉爲之細絕當歸四逆湯主之。若其

人內有久寒當歸四逆加吳茱萸生薑湯主之。

大汗出熱不去內拘急四肢疼。又下利厥逆而

惡寒者四逆湯主之。

大汗出若大下利而厥冷者四逆湯主之。

表熱裏寒者脉雖沉而遲手足微厥下利清穀

此裏寒也。所以陰證亦有發熱者此表熱也。

表寒裏熱者脉必滑身厥舌乾也所以少陰惡

寒而倦此表寒也時時自煩不欲厚衣此裏熱

也。

病者手足厥冷脉乍緊者邪結在胸中心中滿

而煩饑不能食者病在胸中當吐之宜瓜蒂散

傷寒厥而心下悸者宜先治水當與茯苓甘草

湯却治其厥不爾水漬入胃必作利也

傷寒六七日大下後寸脉沉遲手足厥逆下部

脉不至。咽喉不利唾膿血洩利不止者爲難治。

麻黃升麻湯主之。

傷寒四五日腹中痛若轉氣下趣少腹者爲欲

自利也。

傷寒本自寒下醫復吐之寒格更逆吐下食入

卽出者乾薑黃芩黃連湯主之。

下利有微熱而渴脉弱者自愈。

下利脉數有微熱汗出者自愈設復緊爲未解。

下利手足厥冷無脉者灸之不溫而脉不還反

微喘者死〇

少陰負趺陽者為順也〇

下利寸脉反浮數尺中自澀者必清膿血〇

下利清穀不可攻其表汗出必脹滿〇

下利脉沉弦者下重脉大者為未止脉微弱數

者為欲自止雖發熱不死〇

下利脉沉而遲其人面少赤身有微熱下利清

穀必鬱冒汗出而解病人必微厥所以然者其

面戴陽下虛故也。

下利脉反數而渴者今自愈設不差必清膿血。

以有熱故也。

下利後其脉絕手足厥晬時脉還手足溫者生。

不還不溫者死。

傷寒下利日十餘行脉反實者死。

下利清穀裏寒外熱汗出而厥通脉四逆湯主

之。

熱利下重。白頭翁湯主之。

下利腹脹滿身體疼痛先溫其裏乃攻其表溫裏宜四逆湯攻表宜桂枝湯

下利欲飲水爲有熱也白頭翁湯主之。

下利讝語者有燥屎也宜小承氣湯。

下利後更煩按之心下濡者爲虛煩也梔子豉湯主之。

嘔家有癰膿不可治嘔膿盡自愈。

嘔而發熱者小柴胡湯主之。

嘔而脉弱。小便復利身有微熱見厥者難治四

逆湯主之。

乾嘔吐涎沫而復頭痛吳茱萸湯主之。

傷寒大吐大下之極虛復極汗出者以其人外

氣怫鬱復與之水以發其汗因得噦所以然者。

胃中寒冷故也。

辨霍亂病形證治第十一

傷寒噦而腹滿，問其前後，知何部不利，利之即愈。

問曰、病有霍亂者何。答曰、嘔吐而利，名曰霍亂。

問曰、病發熱頭痛，身疼惡寒，不復吐利，當屬何病。答曰、當為霍亂。吐下利止，復更發熱也。

傷寒其脈微澀，本是霍亂，今是傷寒，却四五日，至陰經上，轉入陰，當利，本素嘔下利者，不治。若

其人似欲大便但反失氣而仍不利是爲屬陽

明便必堅十三日愈所以然者經盡故也

下利後便當堅堅則能食者愈今反不能食到

後經中頗能食復過一經能食過之一日當愈

若不愈不屬陽明也

惡寒脉微而復利利止亡血也四逆加人參湯

主之

霍亂頭痛發熱身疼痛熱多欲飲水五苓散主

之寒多不用水者理中湯主之。

吐利止而身痛不休者當消息和解其外宜桂

枝湯小和之。

吐利汗出發熱惡寒四肢拘急手足厥冷者四

逆湯主之。

既吐且利小便復利而大汗出下利清穀裏寒

外熱脈微欲絕者四逆湯主之。

吐巳下斷汗出而厥四肢拘急不解脈微欲絕

辨陰陽易差後勞復病形證治第十二

傷寒陰陽易之為病，其人身體重，少氣，少腹裏急，或引陰中拘攣，熱上衝胸，頭重不欲舉，眼中生花，眼胞赤，膝脛拘急，燒褌散主之。

大病差後勞復者，枳實梔子湯主之。若有宿食者，加大黃，如博碁子大五六枚。

傷寒差已後，更發熱者，小柴胡湯主之。脈浮者，

者遍，脈四逆加豬膽汁湯主之。

以汗解之。脉沉實者。以下解之。

大病差後。從腰以下有水氣牡蠣澤瀉散主之。

大病差後其人喜唾久不了了者胃上有寒當溫之宜理中圓。

傷寒解後虛羸少氣氣逆欲吐竹葉石膏湯主之。

傷寒脉已解而日暮微煩者以病新差人強與穀脾胃氣尚弱不能消穀故令微煩損穀卽愈。

吐下發汗後。其人脉平而小煩者。此新虛不勝

穀氣故也。

病後勞復發熱者。麥門冬湯主之。

金匱玉函經卷第四　終

金匱玉函經卷第五

漢　仲景張機著

晉　王叔和撰次

宋　林億等校正

上海陳世傑懷三重校

門人張邵煥有文叅

平江余謙牧心恭重校

門人張　嵩峻天閱

辨不可發汗病形證治第十三

夫以為疾病至急倉猝尋按要者難得故重集諸可與不可方治比之三陰三陽篇中此易見

也又時有不止是三陰三陽出在諸可與不可中也。

少陰病脉細沉數病為在裏不可發其汗。

脉浮而緊法當身體疼痛當以汗解假令尺中脉遲者不可發其汗何以故此為榮氣不足血氣微少故也。

少陰病脉微不可發其汗亡陽故也。

脉濡而弱弱反在關濡反在巓微反在上濇反

在下。微則陽氣不足。濇則無血。陽氣反微。中風

汗出而反躁煩。濇則無血。厥而且寒。陽微發汗。

躁不得眠。

動氣在右。不可發汗。發汗則衂而渴。心苦煩。飲

卽吐水。

動氣在左。不可發汗。發汗則頭眩。汗不止。筋惕

肉瞤。

動氣在上。不可發汗。發汗則氣上衝心。

動氣在下。不可發汗發汗則無汗。心中大煩骨

節苦疼目運惡寒食則反吐穀不得前_{一云穀}不消化

咽中閉塞不可發汗發汗則吐血氣微絶手足

逆冷雖欲踡臥不能自温。

諸脉數動微弱並不可發汗發汗則小便反難。

胞中反乾胃燥而煩其形相象根本異源。

脉濡而弱弱反在關濡反在巔弦反在上微反

在下。弦爲陽運微爲陰寒。上實下虛意欲得温。

微弦爲虛不可發汗發汗則寒慄不能自還

欬者則劇數吐涎沫咽中必乾小便不利心中

飢煩晬時而發其形似瘧有寒無熱虛而寒慄

欬而發汗蹉而苦滿腹中復堅

厥而脉緊不可發汗發汗則聲亂咽嘶舌萎其

聲不能出

諸逆發汗微者難愈劇者言亂睛眩者死命將

難治

太陽病得之八九日。如瘧狀發熱而惡寒。熱多寒少。其人不嘔。清便續自可。一日再三發。其脉微而惡寒者。此為陰陽俱虛。不可復發其汗。

太陽病發熱惡寒。寒多熱少。脉微弱則無陽也。

不可復發其汗。

咽喉乾燥者。不可發其汗。

亡血家不可攻其表。汗出則寒慄而振。

衂家不可攻其表。汗出則額陷脉上促急而緊。

金匱玉函經

直視而不能眴不得眠。

汗家重發其汗必恍惚心亂小便已陰疼可與禹餘糧圓。

淋家不可發汗發汗必便血。

瘡家雖身疼痛不可攻其表汗出則痓。

冬溫發其汗必吐利口中爛生瘡。

下利清穀不可攻其表汗出必脹滿。

欬而小便利若失小便者不可攻其表汗出則

厥逆冷。

傷寒一二日至四五日厥者必發熱前厥者後
必熱厥深熱亦深厥微熱亦微熱應下之而發
其汗者必口傷爛赤。

傷寒頭痛翕翕發熱形象中風常微汗出又自
嘔者下之益煩懊憹如飢發汗即致痙身強難
以屈伸熏之即發黄不得小便灸即發欬唾。

傷寒其脈弦細頭痛發熱此為屬少陽少陽不

可發其汗。

中風往來寒熱傷寒五六日已後胸脇苦滿嘿嘿不欲食飲煩心喜嘔或胸中煩而不嘔或渴或腹中痛或脇下痞堅或心中悸小便不利或不渴外有微熱或欬屬小柴胡湯證。

傷寒四五日身體熱惡風頸項強脇下滿手足溫而渴屬小柴胡湯。

傷寒六七日發熱微惡風支節煩疼微嘔心下

支結外證未去者屬柴胡桂枝湯證。

太陽病發其汗因致痙。

太陽與少陽併病頭項強痛或眩時如結胸心
下痞而堅不可發其汗。

少陰病欬而下利讝語是為被火氣刧故也小
便必難以強責少陰汗也。

少陰病但厥無汗而強發之必動其血未知從
何道出或從口鼻或從耳目出是為下厥上竭。

為難治。

傷寒有五皆熱病之類也同病異名同脈異經。

病雖俱傷于風其人自有固疾則不得同法其

人素傷風因復傷于熱風熱相薄則發風溫四

肢不收頭痛身熱常汗出不解治在少陰厥陰

不可發汗汗出譫語獨語內煩燥擾不得臥善

驚目亂無精治之復發其汗如此者醫殺之也

傷寒溼溫其人常傷于溼因而中暍溼熱相薄

則發溼溫病若兩脛逆冷腹滿义胸頭目痛苦
妄言治在足太陰不可發汗汗出必不能言耳
聾不知痛所在身青面色變名曰重睏如此者
醫殺之也

辨可發汗病形證治第十四

凡發汗欲令手足俱周蟄蟄然一時間許益佳
不可令如水流漓若病不解當重發汗汗多必
亡陽陽虛不得重發汗也

凡服湯藥發汗中病便止不必盡劑也。

凡云可發汗無湯者圓散亦可。要以汗出爲解。

然不如湯。隨證良驗。

大法春夏宜發汗。

太陽病外證未解脉浮弱者。當以汗解。宜桂枝湯。

太陽病脉浮而數者可發汗。宜桂枝湯。一云麻黃湯。

陽明病其脉遲汗出多而微惡寒表爲未解可
發其汗宜桂枝湯。

夫病脉浮大問病者言但堅耳設利者爲虛大
逆堅爲實汗出而解何以故脉浮當以汗解

傷寒其脉不弦緊而弱弱者必渴被火必讝語

弱者發熱脉浮解之當汗出愈。

病者煩熱汗出則解復如瘧狀日晡發熱者屬

陽明脉浮虛者當發其汗宜桂枝湯。

病常自汗出此爲營氣與衛氣不和也營行脉

中爲陰主內衛行脉外爲陽主外復發其汗衛

和則愈宜桂枝湯

病人藏無他病時發熱自汗出不愈此衛氣不

和也先其時發汗則愈宜桂枝湯

脉浮而緊浮則爲風緊則爲寒風則傷衛寒則

傷營營衛俱病骨節煩疼可發其汗宜麻黃湯

太陽病不解熱結膀胱其人如狂血必自下下

太陽病脉浮者可發其汗宜桂枝湯

黃湯

陽明病脉浮無汗其人必喘發其汗即愈宜麻

傷寒脉浮緊不發其汗因衂宜麻黃湯

云桂枝加厚朴杏子湯

太陽病下之微喘者表未解故也宜麻黃湯又

枝湯

者即愈其外未解尚未可攻當先解其外宜桂

太陽脉浮緊無汗而發熱其身疼痛八九日不解其表候續在此當發其汗服湯藥微除發煩目眩劇者必衄衄乃解所以然者陽氣重故也宜麻黃湯

傷寒不大便六七日頭痛有熱者不可與承氣湯其小便清者此為不在裏仍在表也當發其汗頭痛者必衄宜桂枝湯

下利腹脹滿身體疼痛先溫其裏乃攻其表宜

桂枝湯。

下利後身體疼痛清便自調急當救表宜桂枝湯。

太陽病頭痛發熱汗出惡風屬桂枝湯證。

太陽中風脉陽浮而陰濡弱浮者熱自發濡弱者汗自出嗇嗇惡寒淅淅惡風翕翕發熱鼻鳴乾嘔屬桂枝湯。

太陽病發熱汗出此爲營弱衛强故使汗出欲

救邪風屬桂枝湯證。

太陽病下之其氣上撞屬桂枝湯證。

太陽病初服桂枝湯而反煩不解者當先刺風

池風府乃與桂枝湯則愈。

燒針令其汗針處被寒核起而赤者必發賁豚

氣從小腹上撞心者灸其核上各一壯却與桂

枝加桂湯。

太陽病項背強几几反汗出惡風者屬桂枝加

葛根湯

太陽病項背強几几無汗惡風屬葛根湯

太陽與陽明合病而自利屬葛根湯證不利但

嘔者屬葛根加半夏湯證

太陽病桂枝證而反下之遂利不止其脉促表

未解喘而汗出屬葛根黃芩黃連湯證

太陽病頭痛發熱身體疼腰痛骨節疼痛惡風

無汗而喘屬麻黃湯證

太陽與陽明合病喘而胸滿者不可下也屬麻

黃湯證。

太陽中風脉浮緊發熱惡寒身體疼痛不汗出

而煩躁頭痛屬大青龍湯證脉微弱汗出惡風

不可服之服之則厥筋惕肉瞤此爲逆也。

陽明中風脉弦浮大而短氣腹滿脇下及心痛

久按之氣不通鼻乾不得汗其人嗜臥一身及

目悉黃小便難有潮熱時時噦耳前後腫刺之

小差其外不解病過十日脉續浮與柴胡湯但浮無餘證與麻黃湯不溺腹滿加噦者不治

太陽病十日已去其脉浮細嗜臥此為外解設胸滿脇痛與小柴胡湯脉浮麻黃湯

傷寒脉浮緩其身不疼但重乍有輕時無少陰證者可與大青龍湯發之

傷寒心下有水氣欬而微喘發熱不渴服湯已而渴者此為寒去為欲解屬小青龍湯證

少陰病得之二三日。麻黃附子甘草湯。微發汗。

脉浮。小便不利。微熱消渴。可與五苓散利小便

發汗。

辨不可吐病形證治第十五

太陽病當惡寒而發熱。今自汗出反不惡寒發

熱關上脉細而數者。此醫吐之故也。若得病一

日二日吐之者。腹中飢。口不能食。三日四日吐

之者。不喜糜粥。欲食冷食。朝食暮吐。此醫吐之

所致也。此爲小逆。

太陽病吐之。但太陽病當惡寒。今反不惡寒。不欲近衣。此爲吐之內煩也。

少陰病其人飲食入口卽吐。心中嗢嗢欲吐復不能吐。始得之手足寒。脈弦遲者。此胸中實不可下也。若膈上有寒飲乾嘔者。不可吐。當溫之。

諸四逆厥者不可吐之。虛家亦然。

辨可吐病形證治第十六

凡服湯吐。中病便止。不必盡劑也。

大法春宜吐。

病如桂枝證其頭不痛項不强寸口脉微浮。胸中痞堅氣上撞咽喉不得息此爲胸有寒當吐之。

病胷上諸實胸中欝欝而痛不能食欲使人按之而反有涎沫唾下利日十餘行。其脉反遲寸口微滑。此可吐之。吐之利則止。

少陰病其人飲食入則吐。心中嗢嗢欲吐復不
能吐當遂吐之。

宿食在上脘當吐之。

病者手足逆冷脉乍緊邪結在胸中心下滿而
煩飢不能食病在胸中當吐之。

辨不可下病形證治第十七

脉濡而弱。濡反在關弱反在巔微反在上澀反
在下。微則陽氣不足澀則無血陽氣反微中風

汗出而反躁煩。澀則無血。厥而且寒。陽微不可下。下之則心下痞堅。

動氣在右不可下。下之則津液內竭。咽燥鼻乾。

頭眩心悸。

動氣在左不可下。下之則腹裏拘急。食不下。動

氣反劇。身雖有熱。臥反欲踡。

動氣在上不可下。下之則掌握熱煩。身上浮冷。

熱汗自泄。欲水自灌。

動氣在下不可下。下之則腹滿卒起頭眩食則

下清穀心下痞堅。

咽中閉塞不可下。下之則上輕下重水漿不下。

臥則欲踡身體急痛復下利日數十行。

諸外實者不可下。下之則發微熱亡脈則厥當

臍握熱。

諸虛者不可下。下之則渴引水者易愈惡水者

劇。

脈濡而弱弱反在關濡反在巔弦反在上微反
在下弦為陽運微為陰寒上實下虛意欲得溫
微弦為虛虛者不可下微則為欬欬則吐涎沫
下之欬則止而利不休胸中如蟲齧粥入則出
小便不利兩脇拘急喘息為難脛背相牽臂則
不仁極寒反汗出軀冷若氷眼睛不慧語言不
休穀氣多入則為除中口雖欲言舌不得前
脈濡而弱弱反在關濡反在巔浮反在上數反

在下則爲陽虛。數則爲無血。浮則爲虛。數則
生熱。浮則爲虛。自汗而惡寒。數則爲痛。振而寒
慄。微弱在關心下爲急。喘汗不得呼吸呼吸之
中痛在於脇振寒相搏其形如瘧醫反下之令
脉急數發熱狂走見鬼心下爲痞小便淋漓小
腹甚堅。小便血也。
脉濡而緊濡則陽氣微緊則營中寒陽微衛中
風發熱而惡寒。營緊胃氣冷。微嘔心內煩醫以

為大熱。解肌發其汗。亡陽虛煩躁心下苦痞堅。

表裏俱虛竭卒起而頭眩客熱在皮膚悵怏不

得眠不知胃氣冷緊寒在關元技巧無所施汲

水灌其身客熱應時罷慄慄而振寒重被而覆

之汗出而冒巔體惕而又振小便為微難寒氣

因水發清穀不容間嘔吐反腸出顛倒不得安

手足為微逆身冷而內煩遟欲從後救安可復

追還。

脉浮而大。浮爲氣實。大爲血虛。血虛爲無陰孤

陽獨下陰部。小便難。胞中虛。今反小便利而大

汗出。法應衞家當微。今反更實。津液四射營竭

血盡乾煩不得眠。血薄肉消而成暴液。醫復以

毒藥攻其胃。此爲重虛客陽去有期。必下如汚

泥而死。

趺陽脉遲而緩。胃氣如經也。趺陽脉浮而數浮

則傷胃。數則動脾。此非本病。醫特下之所爲也。

營衛內陷其數先微脉反但浮其人必大便堅

氣噫而除何以言之脾脉本緩今數脉動脾其

數先微故知脾氣不治大便堅氣噫而除今脉

反浮其數改微邪氣獨留心中則飢邪熱不殺

穀潮熱發渴數脉當遲緩脉因前後度數如法

病者則飢數脉不時則生惡瘡也

脉數者久數不止止則邪結血氣不能復正氣

却結於藏故邪氣浮之與皮毛相得脉數者不

可下。下之必煩利不止。

少陰病脉微。不可發其汗。無陽故也。陽已虛尺

中弱濇者復不可下之。

脉浮大宜發汗。醫反下之。此爲大逆。

脉浮而大。心下反堅有熱屬藏者攻之。不令發

汗。屬府者不令溲數。溲數則大便堅。汗多卽熱

愈汗少則便難。脉遲尚未可攻。

二陽併病。太陽初得病時。發其汗。汗先出復不

徹。因轉屬陽明。欲自汗不惡寒。若太陽證不罷。

不可下。下之爲逆。

結胷證。其脉浮大不可下。下之卽死。

太陽與陽明合病。喘而胸滿不可下。下之卽死。

太陽與少陽合病心下痞堅頭項强而眩。勿下

之。

諸四逆厥者不可下之。虛家亦然。

病欲吐者不可下之。

太陽病有外證未解不可下。下之爲逆。

夫病發于陽而反下之。熱入因作結胸。發于陰

而反下之。因作痞。

脉浮緊而下之。緊反入裏則作痞。

夫病陽多者熱下之則堅。

本虛攻其熱必噦。

無陽陰強而堅下之必清穀而腹滿。

太陰之爲病。腹滿而吐。食不下。下之益甚。腹時

自痛。胸下痞堅。

厥陰之爲病消渴氣上撞心心中疼痛熱飢而不欲食甚者則欲吐下之不肯止。

少陰病其人飲食入則吐心中嗢嗢欲吐復不能吐始得之手足寒脉遲此胸中實不可下之。

傷寒五六日不結胸腹濡脉虛復厥者不可下。下之亡血死。

傷寒發熱但頭痛微汗出發其汗則不識人熏

之則喘不得小便心腹滿下之短氣而腹脹小

便難頭痛背强加溫針則必衄

傷寒其脉陰陽俱緊惡寒發熱則脉欲厥厥者

脉初來大漸漸小更來漸大是其候也惡寒甚

者翕翕汗出喉中痛熱多者目赤睛不慧醫復

發之咽中則傷若復下之則兩目閉寒多清穀

熱多便膿血熏之則發黃熨之則咽燥小便利

者可救難者危殆

傷寒發熱。口中勃勃氣出。頭痛目黃。衂不可制。

貪水者必嘔。惡水者厥。下之咽中生瘡。假令手

足溫者。下重便膿血。頭痛目黃者下之目閉。貪

水者下之。其脉必厥。其聲嚶。咽喉塞。發其汗則

戰慄陰陽俱虛。惡水者。下之裏冷不嗜食。大便

完穀出。發其汗。口中傷。舌上胎滑。煩躁脉數實。

不大便六七日後。必便血。發其汗。小便即自利。

得病六七日。小便少者雖不大便。但頭堅後溏。

未必其成堅攻之必溏當須小便利定堅乃可攻之。

藏結者無陽證不往來寒熱其人反靜舌上胎滑者不可攻也。

傷寒嘔多雖有陽明證不可攻之。

陽明病潮熱微堅可與承氣湯不堅勿與之若不大便六七日恐有燥屎欲知之法可與小承氣湯若腹中轉矢氣者為有燥屎乃可攻之若

不轉矢氣者。此為但頭堅後溏不可攻之。攻之

必腹滿不能食。欲飲水者必噦其後發熱者。必

復堅以小承氣湯和之。若不轉矢氣者。愼不可

攻之。

陽明病。面合赤色者不可攻之。必發熱色黃者。

小便不利也。

陽明病當心下堅滿不可攻之。攻之利遂不止

者死。止者生。

陽明病自汗出若發其汗小便自利此為津液

內竭雖堅不可攻之當須自欲大便宜蜜煎導

而通之若土瓜根猪膽汁皆可以導

傷寒中風醫反下之其人下利日數十行穀不

化腹中雷鳴心下痞堅而滿乾嘔而煩不能得

安醫見心下痞為病不盡復重下之其痞益甚

此非結熱但以胃中虛客氣上逆故使之堅屬

甘草瀉心湯證

下利。其脉浮大。此爲虛以強下之故也。設脉浮

革因爾腸鳴屬當歸四逆湯證。

辨可下病形證治第十八

凡服下藥用湯勝圓中病即止不必盡劑。

大法秋宜下。

陽明病發熱汗多者急下之宜承氣湯。一云大柴胡湯

少陰病得之二三日口燥咽乾急下之宜承氣

湯。

少陰病六七日腹滿不大便者急下之宜承氣
湯。

少陰病下利清水色青者心下必痛口乾燥者
可下之宜大柴胡湯承氣湯。

下利三部脉皆平。一云浮按其心下堅者可下之。

宜承氣湯。

下利脉遲而滑者內實也利未欲止當下之宜
承氣湯。

陽明與少陽合病而利不負者爲順負者失也

豆相尅賊爲負

脉滑而數者有宿食也當下之宜大柴胡湯承

氣湯

問曰人病有宿食何以別之師曰寸口脉浮大

按之反濇尺中亦微而濇故知有宿食當下之

宜承氣湯

下利不欲食者有宿食也當下之宜承氣湯

下利已瘥。至其年月日時復發者。此爲病不盡

故也。復當下之。宜承氣湯。

下利脉反滑。當有所去下之乃愈。宜承氣湯。

病腹中滿痛者爲實當下之。宜大柴胡湯。

腹滿不減。減不足言當下之宜大柴胡湯承氣

湯。

傷寒後脉沉實沉實者下之解宜大柴胡湯。

傷寒六七日。目不了了睛不和。無表裏證。大便

難微熱者。此爲實急下之宜大柴胡湯承氣湯。

太陽病未解其脉陰陽俱停必先振汗出而解

但陽脉微者先汗之而解陰脉微者先下之而

解宜承氣湯。一云大柴胡湯。

脉雙弦而遲心下堅脉大而堅者陽中有陰也。

可下之宜承氣湯。

結胷者項亦强如柔痙狀下之即和宜陷胸圓。

病者無表裏證發熱七八日脉雖浮數可下之。

宜大柴胡湯。

太陽病。六七日。表證續在。其脉微沉。反不結胸。其人發狂。此熱在下焦。小腹當堅而滿。小便自利者。下血乃愈。所以然者。太陽隨經瘀熱在裏故也。屬抵當湯證。

太陽病。身黃。其脉沉結。小腹堅。小便不利爲無血也。小便自利。其人如狂者。血證諦也。屬抵當湯。

傷寒有熱而小腹滿應小便不利今反利者為有血也當下之宜抵當圓。

陽明病發熱而汗出此為熱越不能發黃也但頭汗出其身無有齊頸而還小便不利渴飲水漿此為瘀熱在裏身必發黃屬茵蔯蒿湯證。

陽明證其人喜忘必有畜血所以然者本有久瘀血故令喜忘屎雖堅大便必黑屬抵當證。

汗出而讝語者有燥屎在胃中此為風也過經

乃可下之。下之若早。讝語而亂。以表虛裏實故

也。下之則愈。宜大柴胡湯承氣湯。

病者煩熱。得汗出即解。復如瘧狀。日晡所發熱

者。屬陽明。脉實者當下之。宜大柴胡湯承氣湯。

陽明病讝語有潮熱。而反不能食者。必有燥屎

五六枚。若能食者。但堅耳。屬承氣湯。

下利而讝語者。爲有燥屎也。屬承氣湯。

得病二三日。脉弱。無太陽柴胡證而煩心下堅。

至四日雖能食。以承氣湯少與。微和之。令小安。

至六日與承氣湯一升。不大便六七日。小便少

者。雖不能食但頭堅後溏。未定其成堅。攻之必

溏。當須小便利定堅乃可攻之宜大柴胡湯承

氣湯。

太陽中風下利嘔逆表解乃可攻之其人漐漐

汗出發作有時頭痛心下痞堅滿引脇下痛嘔

即短氣不惡寒此爲表解裏未和屬十棗湯證。

太陽病不解，熱結膀胱，其人如狂，血自下，下者即愈。其外不解，尚未可攻，當先解其外，外解，小腹急結者，乃可攻之，宜桃仁承氣湯。

傷寒七八日，身黃如橘子色，小便不利，小腹微滿，屬茵蔯湯證。

傷寒發熱，汗出不解，後心中痞堅，嘔而利者，屬大柴胡湯證。

傷寒十餘日，熱結在裏，復往來寒熱，屬大柴胡

湯證。但結胸無大熱。此為水結在胸脇頭微汗

出。屬大陷胸湯證。

傷寒六七日。結胸熱實。其脉沉緊。心下痛。按之

如石堅。屬大陷胸湯證。

陽明病。其人汗多。津液外出。胃中燥。大便必堅。

堅者則讝語。屬承氣湯證。

陽明病。不吐下而心煩者。屬承氣湯證。

陽明病。其脉遲。雖汗出而不惡寒。其體必重。短

氣腹滿而喘有潮熱如此者其外爲解可攻其

裏若手足濈然汗出此大便已堅承氣湯主之

其熱不潮腹大滿而不大便者屬小承氣湯微

和其胃氣勿令至大下

陽明病潮熱微堅可與承氣湯不堅勿與之言

不大便六七日恐有燥屎欲知之法可與小承

氣湯若腹中轉矢氣者爲有燥屎乃可攻之

陽明病讝語妄言發潮熱其脉滑疾如此者承

氣湯主之。因與承氣湯一升。腹中轉矢氣者。復
與一升。如不轉矢氣者。勿與之。明日又不大便。
脉反微濇。此爲裏虛爲難治。不可復與承氣湯
大下後六七日不大便。煩不解。腹滿痛。此有燥
屎所以然者本有宿食故也。屬承氣湯證。
病者小便不利。大便乍難乍易。時有微熱怫鬱
不能臥。有燥屎故也。屬承氣湯證。
二陽併病。太陽證罷。但發潮熱手足漐漐汗出。

大便難而讝語者。下之即愈。宜承氣湯。

金匱玉函經卷第五

終

辨發汗吐下後病形證治第十九

發汗後水藥不得入口為逆。

發汗後飲水多者必喘以水灌之亦喘。

未持脉時病人义手自冒心師因教試令欬而
不卽欬者此必兩耳無所聞也所以然者重發
汗虛故也。

發汗後身熱又重發其汗胸中虛冷必反吐也。

二陽併病太陽初得病時發其汗汗先出復不徹因轉屬陽明續自微汗出不惡寒若太陽證不罷者不可下之下之爲逆如此者可小發其汗設面色緣緣正赤者陽氣怫鬱在表當解之熏之若發汗不大徹不足言陽氣怫鬱不得越當汗而不汗其人燥煩不知痛處乍在腹中乍在四肢按之不可得其人短氣但坐汗出而不徹故也更發其汗卽愈何以知其汗出不徹以

脉濇。故知之。

陽明病本自汗出醫復重發其汗。病已瘥其人微煩不了了。此大便堅也以亡津液胃中燥故令其堅當問小便日幾行若本日三兩行。今日再行者。故知大便不久出。今爲小便數少津液當還入胃中。故知必當大便也。

大下後發汗其人小便不利。此亡津液勿治之。其小便利必自愈。

病人脉數數爲熱當消穀引食而反吐者以醫

發其汗。陽氣微膈氣虛脉則爲數數爲客熱不

能消穀胃中虛冷故吐也。

病者有寒復發其汗。胃中冷必吐蚘。

傷寒發其汗。身目爲黄所以然者寒濕相搏在

裏不解故也。

傷寒發其汗。亡陽讝語其脉反和者不死。

發汗後重發其汗亡陽讝語其脉反和者不死。

傷寒發汗已解半日許復煩其脉浮數可復發

其汗宜桂枝湯。

傷寒大下後復發其汗心下痞惡寒者表未解
也不可攻其痞當先解表表解乃可攻其痞解
表宜桂枝湯攻痞宜大黃瀉心湯。

發其汗反躁無表證者宜大柴胡湯。

服桂枝湯大汗出若脉但洪大者與桂枝湯若
其形如瘧狀一日再發汗出便解與桂枝二麻
黃一湯。

服桂枝湯。大汗出。大煩渴不解。若脉洪大。屬白虎湯證。

太陽病發其汗。遂漏不止。其人惡風。小便難。四肢微急。難以屈伸。屬桂枝加附子湯證。

發汗不解。腹滿痛者。急下之宜承氣湯。一云大柴胡湯。

發汗後身體疼痛。其脉沉遲。屬桂枝加芍藥生薑人參湯證。

太陽病。發其汗而不解其人發熱。心下悸頭眩

身瞤而動。振振欲僻地者。屬真武湯證。

發汗後。其人臍下悸。欲作賁豚。屬茯苓桂枝甘

草大棗湯證。

發汗過多。以後其人义手自冒心。心下悸而欲

得按之。屬桂枝甘草湯證。

發汗後。腹脹滿。屬厚朴生姜半夏甘草人參湯

發其汗不解。而反惡寒者。虛故也。屬甘草附子

湯證。

不惡寒，但熱者實也，當和其胃氣，屬小承氣湯。

太陽病發汗後，大汗出，胃中乾燥，煩不得眠，其人欲飲水，當稍飲之，令胃中和，即愈。

太陽病三日，發其汗不解，蒸蒸發熱者，屬調胃承氣湯。

傷寒脉浮，自汗出，小便數，頗復微惡寒，而脚攣急，反與桂枝湯，欲攻其表，得之便厥，咽燥乾煩，

吐逆作甘草乾薑湯以復其陽厥愈足溫更作

芍藥甘草湯與之其脚卽伸而胃氣不和譫語

可與承氣湯重發汗復加燒針者屬四逆湯

傷寒汗出解之後胃中不和心下痞堅乾噫食

臭脇下有水氣腹中雷鳴而利屬生薑瀉心湯

傷寒五六日其人已發汗而復下之胸脇滿微

結小便不利渴而不嘔但頭汗出往來寒熱而

煩此爲未解柴胡桂枝乾薑湯證

陽明病汗出。若復發其汗。小便自利。此爲津液
內竭。雖堅不可攻之。當須自欲大便宜蜜煎導
而通之。若土瓜根豬膽汁皆可以導。

凡病若發汗若吐。若下。若亡血無津液而陰陽
自和者。必自愈。

傷寒大吐下之極虛。復極汗者。其人外氣怫鬱。
復與之水以發其汗。因得噦所以然者胃中寒
冷故也。

傷寒吐下發汗後心下逆滿氣上撞胸起則頭眩其脉沉緊發汗卽動經身爲振搖屬茯苓桂枝白朮甘草湯證

發汗吐下以後不解煩躁屬茯苓四逆湯證

發汗吐下後虛煩不得眠劇者反覆顛倒心中懊憹屬梔子湯若少氣梔子甘草湯若嘔者梔子生姜湯證

傷寒下後煩而腹滿臥起不安屬梔子厚朴湯

傷寒吐下發汗虛煩脉甚微八九日。心下痞堅

脇下痛氣上衝咽喉眩冒經脉動惕者久而成

痿。

傷寒發汗吐下解後心下痞堅噫氣不除者屬

旋覆代赭湯證。

太陽病吐下發汗後而微煩小便數大便因堅

可與小承氣湯和之則愈。

太陽病不解轉入少陽脇下堅滿乾嘔不能食。

往來寒熱。尚未吐下。其脉沉緊。可與小柴胡湯。

若巳吐下發汗溫針。柴胡湯證罷。此爲壞病。知

犯何逆。以法治之。

吐利發汗。其人脉平而小煩。此新虛不勝穀氣

故也。

下巳後發其汗。必振寒。又其脉微細。所以然者。

內外俱虛故也。

發汗若下之。煩熱胸中塞者。屬梔子湯證。

下以後復發其汗者則晝日煩躁不眠夜而安

靜不嘔不渴而無表證其脉沉微身無大熱屬

附子乾薑湯證○

大汗出若大下利厥者屬四逆湯證○

太陽病先下而不愈因復發其汗表裏俱虛其

人因冒冒家當汗出愈所以然者汗出表和故

也表和故下之○

太陽病先發汗不解而下之其脉浮不愈浮爲

在外而反下之故不愈今脈浮故在外當解其

外則愈宜桂枝湯

傷寒六七日發熱微惡寒支節煩疼微嘔心下

支結外證未去者屬柴胡桂枝湯證

發汗多亡陽狂語者不可下可與柴胡桂枝湯

和其營衛以通津液後自愈

太陽病醫發其汗遂發熱惡寒復下之則心下

痞堅表裏俱虛陰陽氣併竭無陽則陰獨復加

火鍼因而煩面色青黃膚瞤如此者爲難治今

色微黃手足溫者易愈

夫病陽多熱下之則堅汗出多極發其汗亦堅

太陽病重發汗而復下之不大便五六日舌上

燥而渴日晡所小有潮熱從心下至小腹堅滿

而痛不可近屬大陷胸湯證

三陽合病腹滿身重難以轉側口不仁面垢讝

語遺溺發汗則讝語下之則額上生汗手足厥

冷自汗屬白虎湯證。

傷寒服湯藥而下利不止。心下痞。服瀉心湯已。

復以他藥下之。利不止。醫以理中與之。利益甚。

理中者理中焦。此利在下焦。與赤石脂禹餘糧

湯。若不止者當利其小便。

傷寒醫以圓藥下之。身熱不去。微煩。屬梔子乾

姜湯證。

傷寒中風柴胡湯證具。而以他藥下之。若柴胡

湯證不罷復與柴胡湯必蒸蒸而振却發汗出而解此雖已下不為逆也若心下滿而堅痛者此為結胸屬大陷胸湯證若但滿而不痛者此為痞柴胡不復中與也屬半夏瀉心湯證

得病六七日脉遲浮弱惡風寒手足溫醫再三下之不能多其人脇下滿面目及身黃頭項強小便難與柴胡湯後必下重渴飲水而嘔柴胡不復中與也食穀則噦

病者無表裏證發熱七八日脉雖浮數者可下
之假令已下脉數不解而合熱則消穀善飢至
六七日不大便者有瘀血屬抵當湯證若脉數
不解而下不止必挾熱便膿血

脉浮數法當汗出而愈而下之則體重心悸者
不可發其汗當自汗出而解所以然者尺中脉
微此裏虛須表裏實津液和自汗出愈

陽明病其脉浮緊咽乾口苦腹滿而喘發熱汗

出而不惡寒。反偏惡熱其身體重。發其汗卽燥。

心憒憒而反讝語。加溫針必怵惕煩躁不得眠。

下之卽胃中空虛客氣動膈心中懊憹舌上胎

者。屬梔子湯證若渴欲飲水口乾舌燥者與白

虎湯。若脉浮發熱渴欲飲水小便不利與猪苓

湯。

發汗已後不可更與桂枝湯汗出而喘無大熱

屬麻黃杏子石膏甘草湯證。

病人脉微而濇者此為醫所病也大發其汗又

數大下之其人亡血病當惡寒而發熱無休止

時夏月盛熱而欲着複衣冬月盛寒而欲裸其

體所以然者陽微卽惡寒陰弱卽發熱此醫發

其汗使陽氣微又大下之令陰氣弱五月之時

陽氣在表胃中虛冷陽氣內微不能勝冷故欲

着複衣十一月之時陽氣在裏胃中煩熱陰氣

丙弱不能勝熱故欲裸其體又陰脉遲濇故知

傷寒吐下後未解不大便五六日至十餘日其

虎湯證。

時惡風大渴舌上乾燥而煩欲飲水數升屬白

傷寒吐下七八日不解熱結在裏表裏俱熱時

即出屬乾薑黃芩黃連人參湯證。

傷寒本自寒下醫復吐下之寒格更逆吐食入

傷寒吐後腹滿者屬承氣湯證。

亡血也。

人日晡所發潮熱不惡寒獨語如見鬼神之狀。若劇者發則不識人循衣妄撮怵惕不安微喘直視脉弦者生濇者死微者但發熱讝語屬承氣湯證若下者勿復服。

氣湯證若下者勿復服。

太陽病過經十餘日心下嗢嗢欲吐而胸中痛大便反溏其腹微滿欝欝微煩先時自極吐下者可與承氣湯不爾者不可與欲嘔胸中痛微溏者此非柴胡湯證以嘔故知極吐下也。

太陽病下之微喘者表未解故也屬桂枝湯證

一云麻黃湯證

太陽病脉浮而動數浮則為風數則為熱動則為痛數則為虛頭痛發熱微盜汗出而反惡寒其表未解醫反下之動數則遲頭痛則眩胃中空虛客氣動膈短氣躁煩心中懊憹陽氣內陷心下因堅則為結胸屬大陷胸湯證若不結胸但頭汗出其餘無有齊頸而還小便不利身必

發黃。

太陽病下之脈促不結胸者此爲欲解其脈浮者必結胸其脈緊者必咽痛其脈絃者必兩脇拘急其脈細而數者頭痛未止其脈沉而緊者必欲嘔脈沉而滑者挾熱利其脈浮而滑者必下血。

太陽病下之其脈促胸滿者屬桂枝去芍藥湯若微惡寒桂枝去芍藥加附子湯證。

太陽病桂枝證醫反下之遂利不止其脉促表

未解喘而汗出屬葛根黃芩黃連湯證。

太陽病醫反下之因腹滿時痛爲屬太陰屬桂

枝加芍藥湯證其大實痛屬桂枝加大黃湯證

太陽病下之其氣上衝可與桂枝湯不上衝者

不可與之也。

太陽病二三日終不能臥但欲起者心下必結

其脉微弱者此本寒也而反下之利止者必結

胸未止者四五日復重下之此挾熱利也

太陽病外證未除而數下之遂挾熱利而止心

下痞堅表裏不解屬桂枝人參湯證

大下以後不可更行桂枝湯汗出而喘無大熱

屬麻黃杏仁石膏甘草湯證

太陽病五日下之六七日不大便而堅者屬柴

胡湯證

太陽病過經十餘日反再下之後四五日柴

胡湯證續在先與柴胡湯嘔止小安其人欝欝

微煩者爲未解屬大柴胡湯證

傷寒八九日下之胸滿煩驚小便不利讝語一

身不可轉側屬柴胡加龍骨牡蠣湯證

傷寒十三日不解胸脇滿而嘔日晡所發潮熱

而微利此證當柴胡湯下之不得利今反利者

故知醫以圓藥下之非其治也潮熱者實也先

再服小柴胡湯以解其外後屬柴胡加芒硝湯

傷寒十三日。過經而讝語內有熱也。當以湯下之。小便利者大便當堅而反利。其脉調和者。故知醫以圓藥下之。非其治也。自利者其脉當微厥。今反和者此爲內實屬承氣湯證。

傷寒五六日。嘔而發熱柴胡湯證具。而以他藥下之。心下滿而堅痛者此爲結胸屬大陷胸湯。

陽明病下之其外有熱手足溫不結胸心中懊憹者飢不能食但頭汗出屬梔子湯證。

陽明病下之。心中懊憹而煩胃中有燥屎者可

攻其人腹微滿頭堅後溏者不可下之有燥屎

者宜承氣湯。

陽明病不能食下之不解其人不能食攻其熱

必噦所以然者胃中虛冷故也。

陽明病脉遲食難用飽飽卽發煩頭眩者必小

便難此欲作穀疸雖下之其腹滿卽如故耳所

以然者脉遲故也。

趺陽脈微弦而如此為強下之

下利其脈浮大此為虛以強下之故也設脈浮

革故爾腸鳴屬當歸四逆湯證

傷寒醫下之續得下利清穀不止身體疼痛急

當救裏後身體疼痛清便自調急當救表救裏

宜四逆湯救表宜桂枝湯

大下後五七日不大便煩不解腹痛而滿有燥

屎者本有宿食故也

大下後。口燥者裏虛故也。

火逆下之。因燒針煩躁屬桂枝甘草龍骨牡蠣湯。

辨可溫病形證治第二十

大法冬宜服溫熱藥及灸。

師曰、病發熱頭痛脉反沉若不差身體更疼痛。當救其裏宜溫藥四逆湯。

下利腹滿身體疼痛先溫其裏宜四逆湯。

自利不渴者屬太陰其藏有寒故也當溫之宜

四逆輩。

少陰病其人飲食入則吐心中嗢嗢欲吐復不

能吐始得之手足寒脉弦遲若膈上有寒飲乾

嘔者不可吐當溫之宜四逆湯。

少陰病其脉沉者急當溫之宜四逆湯。

下利欲食者就當溫之。

下利脉遲緊爲痛未欲止者當溫之得冷者滿

而便腸垢。

下利其脉浮大。此為虛以强下之故也設脉浮

革因爾腸鳴當溫之與水者噦宜當歸四逆湯。

少陰病下利脉微濇者即嘔汗出必數更衣反

少當溫之。

傷寒醫下之而續得下利清穀不止身體疼痛

急當救裏宜溫之以四逆湯。

諸溫之屬可與理中四逆附子湯熱藥治之。

辨不可火病形證治第二十一

太陽中風以火刼發其汗邪風被火熱血氣流溢失其常度兩陽相熏灼其身發黃陽盛卽欲衂陰虛小便難陰陽俱虛竭身體卽枯燥但頭汗出齊頸而還腹滿微喘口乾咽爛或不大便久則讝語甚者至噦手足躁擾循衣摸牀小便利者其人可治

太陽病醫發其汗遂發熱惡寒復下之則心下

痞。此表裏俱虛。陰陽氣併竭。無陽則陰獨復加

火針。因而煩。面色青黃膚瞤者難治。今色微黃。

手足溫者愈。

傷寒。加溫鍼必驚。

陽脉浮。陰脉弱者。則血虛。血虛則筋惕。其脉沉

者。營氣微也。其脉浮而汗出如流珠者。衛氣衰

也。營氣微者。加燒針。血留不行。更發熱而煩躁

也。

傷寒脉浮醫以火迫之亡陽驚狂臥起不安屬

桂枝去芍藥加蜀漆龍骨牡蠣救逆湯

問曰得病十五六日身體黃下利狂欲走師脉

之言當清血如㹅肝乃愈後如師言何以知之

師曰寸口脉陽浮陰濡而弱陽浮則爲風陰濡

弱爲少血浮虛受風少血發熱風則微寒灑淅

項強頭眩醫加火熏鬱令汗出惡寒遂甚客熱

因火而發怫鬱蒸肌膚身目爲黃小便微難短

氣從鼻出血而復下之胃無津液泄利遂不止。

熱瘀在膀胱畜結成積聚狀如豚肝當下未下。

心亂迷憒狂走赴水不能自制畜血若去目明

心了。此皆醫為無他禍患微難得愈劇者不治

傷寒其脉不弦緊而弱弱者必渴被火必讝語

太陽病以火熏之不得汗其人必躁到經不解

必清血。

陽明病被火額上微汗出而小便不利必發黃。

陽明病。其脉浮緊咽乾口苦腹滿而喘發熱汗出而不惡寒反惡熱其身體重發其汗卽躁心憒憒而反讝語加温針者必怵惕又煩躁不得眠。

少陰病欬而下利讝語是為被火氣刧故也小便必難為强責少陰汗也。

太陽病二日而反燒尢熨其背大汗出火熱入胃胃中水竭燥煩必發讝語十餘日振而反汗

火逆下之。因燒針煩躁者。桂枝甘草龍骨牡蠣

癲時瘈瘲若火熏之一逆尚引日。再逆促命期。

必躁語言難出。若被火者。微發黃色。劇則如驚

風溫爲病。脉陰陽俱浮。自汗出身重多眠鼻息

其人足心必熱穀氣從下流故也。

便當數而反不數及多便已其頭必卓然而痛。

小便不得反嘔欲失溲足下惡風大便堅者。小

出者此爲欲解其汗從腰以下不得汗其人欲

湯主之。

傷寒頭痛翕翕發熱形象中風常微汗出自嘔者。熏之則發黃不得小便。

傷寒發熱頭痛微汗出熏之則喘加溫鍼則必衄。

傷寒脉陰陽俱緊惡寒發熱則脉欲厥厥者脉初來大漸漸小更來漸漸大是其候也若熏之則發黃熨之則咽燥小便利者可救難者危殆。

辨可火病形證治第二十二

二陽併病。太陽初得病時發其汗汗先出不徹。因轉屬陽明續自微汗出不惡寒若太陽病證不罷者不可下。可小發其汗設面色緣緣正赤者。陽氣怫鬱在表不得越當解之熏之當汗而不汗其人躁煩不知痛處乍在腹中乍在四肢按之不可得其人短氣但坐以汗出不徹故也。更發其汗則愈何以知汗出不徹以脉濇故知

之。

下利。穀道中痛當溫之。以爲宜火熬末鹽熨之。

一方灸枳實熨之。

辨不可灸病形證治第二十三

微數之脉。慎不可灸。因火爲邪。則爲煩逆追虛

逐實血散脉中。火氣雖微內攻有力。焦骨傷筋

血難復也。

脉浮當以汗解而反灸之。邪無從出因火而盛。

病從腰以下必重而痺。此爲火逆。若欲自解當

須汗出。

脈浮。熱甚反灸之。此爲實。實以虛治因火而盛。

必咽燥唾血。

辨可灸病形證治第二十四

燒鍼令其汗。鍼處被寒核起而赤者。必發賁豚。

氣從小腹上衝者。灸其核上各一壯。與桂枝加

桂湯。

少陰病得之一二日。口中和其背惡寒者。當灸之。

少陰病其人吐利手足不逆反發熱者不死。脉不至者灸其少陰七壯。

少陰病下利脉微濇者卽嘔汗出必數更衣反少當溫其上灸之。

少當溫其上灸之。

諸下利皆可灸足大都五壯。一云七壯商丘陰陵泉皆三壯。

辨不可刺病形證治第二十五

傷寒脉促，手足厥逆，可灸之。灸少陰厥陰。

傷寒脉微，手足厥冷，煩躁，灸厥陰，厥不還者死。

傷寒五六日，脉微，手足厥冷，煩躁，灸厥陰，厥不

還者死。

溫反微喘者死。

下利，手足厥冷，無脉，灸之。主足厥陰是也。灸不

溫反微喘者死。

大怒無刺。　新後同

新內無刺。　新下同

已刺無怒。　已一作

已刺無內。

大勞無刺 已刺無勞。

大醉無刺 已刺無醉。

大飽無刺 已刺無飽。

大饑無刺 已刺無饑。

大渴無刺 已刺無渴。

大驚無刺 已刺無驚。

無刺熇熇之熱無刺漉漉之汗。無刺渾渾之脉。

身熱甚陰陽皆爭者。勿刺也。其可刺者急取之。

不汗則洩。所謂勿刺者。有死徵也。

無刺病與脉相逆者。上工刺未生其次刺未盛。

其次刺已衰。麤工逆此。謂之伐形。

辨可刺病形證治第二十六

太陽病頭痛。至七日自當愈其經竟故也若欲

作再經者。當鍼足陽明使經不傳則愈。

太陽病初服桂枝湯而反煩不解者當先刺風

池風府。郤再與桂枝湯則愈。

傷寒腹滿而讝語寸口脉浮而緊者此爲肝乘

脾名曰縱當刺期門

傷寒發熱嗇嗇惡寒其人大渴欲飲酢漿者其

腹必滿而自汗出小便利其病欲解此爲肝乘

肺名曰橫當刺期門

陽明病下血而讝語此爲熱入血室但頭汗出

者刺期門隨其實而瀉之濈然汗出則愈

婦人中風發熱惡寒經水適來得之七八日熱

除脉遲身凉胸脇下滿如結胸狀其人讝語此

爲熱入血室當刺期門隨其實而取之平病云

熱入血室無犯胃氣及上二焦與此相反豈謂

藥不謂鍼

太陽與少陽併病心下痞堅頸項强而眩當刺

大椎第一間肺俞肝俞勿下之

婦人傷寒懷娠腹滿不得大便從腰以下重如

有水氣狀懷娠七月太陰當養不養此心氣實

當刺瀉勞宮及關元小便利則愈。

傷寒喉痺刺手少陰少陰在腕當小指後動脈是也鍼入三分補之。

少陰病下利便膿血者可刺。

辨不可水病形證治第二十七

發汗後飲水多者必喘以水灌之亦喘。

傷寒吐下之極虛復極汗出者其人外氣怫鬱復與之水以發其汗因得噦者胃中寒冷故也。

脉浮而遲表熱裏寒下利清穀胃中虛冷其人
不能食飲水即噦。

下利其脉浮大此爲虛以强下之故也設脉浮
革因爾腸鳴當溫之與水者噦。

陽明病潮熱微堅可與承氣湯不堅勿與之若
不大便六七日恐有燥屎欲知之法可與小承
氣湯若腹中轉矢氣者此爲但頭堅後溏不可
攻之攻之必腹滿不能食欲飲水者即噦。

病在陽當以汗解而反以水潠之若灌之其熱

却不得去須臾益煩皮上粟起意欲飲水反不

渴服文蛤散不差與五苓散寒實結胸無熱證

者與三物小白散。

身熱皮粟不解欲引衣自覆若以水灌之洗之

其熱被刼益不得去當汗而不汗卽煩假令汗

出已腹中痛與芍藥三兩如上法。

寸口脉浮大醫反下之此爲大逆浮卽無血大

則爲寒寒氣相搏則爲腸鳴醫乃不知而反飲

水令汗大出水得寒氣冷必相搏其人必䭶

寸口脉濡而弱濡卽惡寒弱則發熱濡弱相搏

藏氣衰微胸中苦煩此非結熱而反搏之居水

漬布冷銚貼之陽氣遂微諸府無依陰脉凝閉

結在心下而不肯移胃中虛冷水穀不化小便

縱通復不能多微則可救劇則寒在心下當奈

何。

辨可水病形證治第二十八

太陽病發汗後若大汗出胃中乾燥煩不能眠。

其人欲飲水當稍飲之。令胃中和則愈。

厥陰病渴欲飲水者。與水飲之即愈。

太陽病寸口緩關上小浮尺中弱其人發熱而汗出復惡寒欲嘔但苦心下痞者。此為下之故也。若不下其人復不惡寒而渴者。為轉屬陽明病小便數者。大便必堅不更衣十日無所苦也。

欲飲水者。與之。但當如法救之。宜五苓散。

寸口脈洪而大數而滑。洪大則營氣長滑數則

胃氣實。營長則陽盛怫鬱不得出胃實則堅難

大便則乾燥三焦閉塞津液不通醫發其汗陽

盛不周。復重下之胃燥熱蓄大便遂擯小便不

利營衛相搏心煩發熱兩眼如火鼻乾面赤舌

燥齒黃焦故大渴過經成壞病鍼藥所不能制。

與水灌枯槁陽氣微散身寒溫衣覆汗出表裏

通利其病即除形脉多不同此愈非法治但醫

所當慎妄犯傷營衛。

霍亂而頭痛。發熱身體疼痛熱多欲飲水屬五

苓散證。

嘔吐而病在膈上後必思水者急與豬苓湯飲

之水亦得也。

論熱病陰陽交併生死證二十九

問曰溫病汗出輒復熱而脉躁疾不爲汗衰狂

言不能食病名爲何對曰病名陰陽交交者死
人所以汗出者生于穀穀生于精今邪氣交爭
於骨肉之間而得汗者是邪却而精勝也精勝
則當能食而不復熱熱者邪氣也汗者精氣也
今汗出而輒復熱者邪勝也不能食者精無俾
也汗出而熱留者壽可立而傾也夫汗出而脉
尙躁盛者死今脉不與汗相應此不能勝其病
也狂言者是失志失志者死此有三死不見一

生雖愈必死。

熱病已得汗。而脉尚躁盛此陰脉之極也死其

得汗而脉靜者生。

熱病脉尚躁盛而不得汗者此陽脉之極也死。

脉躁盛得汗者生。

熱病已得汗而脉尚躁喘且復熱勿膚刺喘甚

者死熱病陰陽交者死。

熱病陽進陰退頭獨汗出死陰進陽退腰以下

至足汗出亦死陰陽俱進汗出已熱如故亦死

陰陽俱退汗出已寒慄不止鼻口氣冷亦死

熱病所謂并陰者熱病已得汗因得泄是謂并

陰故治 活一作

熱病所謂并陽者熱病已得汗脉尚躁盛大熱

汗出雖不汗出若衄是謂并陽故治

金匱玉函經卷第六 終

金匱玉函經卷第七

方藥炮製

凡野葛不入湯入湯則殺人不謂今葛根也凡

半夏不㕮咀以湯洗十數度令水清滑盡洗不

熟有毒也茱萸椒之類不㕮咀生薑一觔出汁

三合半生薑皆薄切之乃擣絞取汁湯成乃熟

煮如升數無生者用乾者一兩當二兩附子大

黃之類皆破解不㕮咀或炮或生皆去黑皮刀

刲取裏白者。故曰中白用木芍藥刮去皮大棗

擘去核厚朴卽斜削如脯法桂削去皮用裏黑

潤有味者爲佳細辛斬折之麻黃亦折之皆先

煮數沸。生則令人煩汗出不可止折節益佳用

桃核杏核皆須泡去皮乃熬勿取兩人者作湯

不熬巴豆去皮心復熬變色瞿麥小草斬折不

呰咀石葦手撲速吹去毛盡曝令燥復撲之不

盡令人淋藜蘆去頭毛葶藶皆熬黃黑色巴豆

桃仁杏仁皆不可從藥別擣令如膏乃稍納藥

末中更下篩羅凡咬咀藥欲如大豆麤則藥力

不盡㕮煎藥皆去沫沫濁難飲令人煩膠乃成

下去滓乃納之飴亦然㕮圓藥膠炙之乃可擣

用膠炙令盡沸㕮擣圓藥欲各異擣藥有難易

擣耳凡煮藥用遲火火駛藥力不出盡當以布

絞之綿不盡汁也㕮篩藥欲細篩篩訖更合治

之和調蜜圓者益杵數爲佳㕮散石藥以藥計

分之。下絹篩佳。散藥麤篩佳。凡作膏欲生熟則力少。

桂枝湯方第一

　　桂枝　三兩　　芍藥　三兩　　甘草　二兩炙

　　生薑　三兩切　大棗　十二枚劈

右五味。㕮咀三物。水七升。微火煮取三升。去滓。温服一升。須臾歠熱粥一升餘以助藥力。温覆令汗出一時許益佳。若不汗再服如前。

又不汗後服當小促其間令半日許三服盡。

病重者。一日一夜服。睟時觀之服一劑盡病

證猶在。當復作服。若汗不出者服之二三劑。

乃解。

桂枝麻黃各半湯方第二

桂枝 一兩十六銖 芍藥 生薑

甘草炙 麻黃各一兩 大棗四枚

杏仁二十四枚

右七味。咬咀以水五升。先煮麻黃一二沸去

上沫。內諸藥。煮取一升八合。去滓。溫服六合。

本方二湯各三合。併爲六合。頓服。今裁爲一

方。

桂枝二麻黃一湯方第三

桂枝一兩十　芍藥一兩　麻黃十六

　　七銖　　　六銖　　　　銖

生薑一兩　杏仁十六　甘草一兩

　　六銖　　　枚　　　　二銖

大棗五枚

右七味。以水五升。先煮麻黃一二沸。去上沫。

內諸藥煮。取二升。去滓。溫服一升。本方桂枝

湯二分。麻黃湯一分。合爲二升。分再服。今合

爲一方。

桂枝二越婢一湯方第四

桂枝　　芍藥　　甘草

麻黃　各十　生薑　一兩　大棗　四枚
　　八銖　　　三銖

石膏二十
　四銖

右七味㕮咀以水五升。先煮麻黃一二沸去

上沫。內諸藥煮取二升。去渣溫服一升本方

當裁爲越脾湯桂枝湯合之飲一升今合爲

一方。桂枝湯二分。越脾湯一分。

桂枝加桂湯方第五

　桂枝　五兩　　芍藥　三兩　　甘草　二兩
　　　　　　　　　　　　　　　　炙

　生薑　二兩　　大棗　十二枚

右五味。以水七升煮取三升去滓溫服一升。

本方桂枝湯。今加桂。

桂枝加附子湯方第六

桂枝　　芍藥各三　甘草炙二兩

生薑三兩　大棗十二枚　附子一枚炮去皮破八片

右六味㕮咀三物。以水七升。煮取三升去滓。

溫服一升。本方桂枝湯。今加附子。

桂枝去芍藥湯方第七

桂枝三兩　甘草炙二兩　生薑三兩

大棗十二枚

右四味。㕮咀。以水七升。煮取三升。去渣。溫服

一升。本方桂枝湯今去芍藥。

桂枝去芍藥加附子湯方第八

桂枝三兩　甘草二兩炙　生薑三兩

大棗十二枚　附子一枚炮

右五味。㕮咀以水七升。煮取三升。去滓。溫服

一升。本方桂枝湯今去芍藥加附子。

桂枝去桂加茯苓白术湯方第九

芍藥 三兩　甘草 炙二兩　生薑 三兩

大棗 枚十二　茯苓　白术 各三兩

右六味。㕮咀。以水七升。煮取三升。去滓溫服
一升。小便利即愈。本方桂枝湯。今去桂加茯
苓术。

桂枝去芍藥加蜀漆龍骨牡蠣救逆湯方第十

桂枝 三兩　甘草 炙二兩　生薑 三兩

蜀漆　三兩洗　大棗　十二枚　牡蠣　五兩
　　去腥　　　　　　　　熬

龍骨　四兩

右七味。㕮咀。以水八升。先煮蜀漆減二升。納

諸藥取三升。去渣。溫服一升。本方桂枝湯。今

去芍藥加蜀漆龍骨牡蠣。一法以水一斗二

升。煮取五升。

桂枝加芍藥生薑人參湯方第十一

桂枝　三兩　芍藥　生薑　各四兩

甘草炙二兩　人參三兩　大棗枚十二

右六味。㕮咀四味。以水一斗一升煮。取三升。

去滓溫服一升。本方桂枝湯今加芍藥生姜

人參。

桂枝倍加芍藥湯方第十二

桂枝三兩　芍藥六兩　生薑三兩

甘草炙二兩　大棗枚十二

右五味。㕮咀。以水七升煮。取三升。去滓。溫服

桂枝加大黃湯方第十三

桂枝加大黃湯方第十三

桂枝　三兩　芍藥　六兩　生薑　三兩

甘草炙　二兩　大棗十二枚　大黃　三兩

右六味。㕮咀，以水七升煮。取三升。去滓溫服

一升。本方桂枝湯。今加用芍藥。

桂枝人參湯方第十四

桂枝　甘草炙各四兩　人參

白术　　乾薑各三
兩

右五味。以水九升煮。取四味。取五升。去滓。內桂

更煮取三升。去滓溫服一升。日再夜一服。

桂枝甘草龍骨牡蠣湯方第十五

桂枝　一兩　甘草　　龍骨

牡蠣熬各
三兩

右為末。以水五升煮。取二升去滓。溫服八合。

日三服。

桂枝甘草湯方第十六

桂枝 四兩　甘草 炙 二兩

右二味。以水三升煮。取一升。去滓頓服。

桂枝加葛根湯方第十七

桂枝 三兩　芍藥 二兩　甘草 炙 二兩

生薑 三兩　大棗 枚 十二　葛根 四兩

右六味。以水九升。先煮葛根。減二升。去上沫。

內諸藥煮。取三升。去滓溫服一升。覆取微似

葛根湯方第十八

葛根	四兩	麻黄		生薑	各三
桂枝		芍藥		甘草	各二兩

大棗 十二枚

右七味。㕮咀。以水一斗。先煮麻黃葛根。減二
升去上沫。內諸藥煮。取三升。去滓溫服一升。
取汗。不須啜粥。

汗。不須啜粥。餘如桂枝法。

葛根加半夏湯方第十九

葛根　四兩　　麻黃　　　　生薑

桂枝　　　　芍藥　　　　甘草各二

大棗十二枚　半夏半升洗　　　　兩

右八味。以水一斗。先煮葛根麻黃。減二升。去

上沫。內諸藥煮。取三升。去滓溫服一升。取汗。

葛根黃芩黃連湯方第二十

葛根半觔　　甘草炙二兩　黃芩

黃連各三兩

右四味。㕮咀。以水八升。先煮葛根。減二升。內

諸藥煮取二升。去滓溫分服。

麻黃湯方第二十一

麻黃三兩　　桂枝二兩　　甘草炙一兩

杏仁七十枚

右四味。㕮咀。以水九升。先煮麻黃減二升。去

上沫。內諸藥煮。取二升半。去滓溫服八合。溫

覆出汗不須啜粥。餘如桂枝法。

麻黃杏子甘草石膏湯方第二十二

麻黃 四兩　杏子 五十枚　石膏 半觔碎綿裹

甘草 一兩炙

右四味。以水七升。先煮麻黃減二升。去上沫。內諸藥煮。取二升。去滓溫服一升。

麻黃附子甘草湯方第二十三

麻黃 二兩　附子 一枚㕮去皮破八片

甘草二兩 炙

右三味。以水七升。先煮麻黃一二沸。去上沫。內諸藥煮。取二升半。去滓溫服八合。

麻黃附子細辛湯方第二十四

細辛二兩

麻黃二兩　附子一枚去皮破作八片炮

右三味。以水一斗。先煮麻黃減二升。去上沫。內諸藥煮。取三升。去滓。溫服一升。

麻黃連軺赤小豆湯方第二十五

麻黃　　連軺　　生薑各二
兩

赤小豆一升　杏仁三十枚去皮尖甘草炙一兩

大棗十二
枚　　生梓白皮一升

右八味。以潦水一斗。先煮麻黃一二沸。去上
沫。內諸藥煮。取三升去滓溫服一升。

麻黃升麻湯方第二十六

麻黃二兩半　升麻　　當歸各一兩六銖

黄芩　　姜雜　　知母各十八銖

石膏碎綿裹　甘草炙　桂枝

芍藥　　乾薑　　白术

茯苓　　麥門冬去心各六銖

右十四味咬咀以水一斗先煮麻黄一二沸。

去上沫内諸藥煮取三升去渣分温三服一。

飯間當出汗愈。

大青龍湯方第二十七

麻黃　六兩　　桂枝　二兩　　甘草　二兩
炙

石膏　碎綿裹　杏仁　四十　生薑　三兩
　　　　　　　枚

大棗　十二
　　　枚

右七味以水九升。先煮麻黃減二升。去上沫。
內諸藥煮。取三升。去滓。溫服一升。覆令汗出。
多者溫粉撲之。一服汗者。停後服。若復服汗
多亡陽遂虛惡風煩躁不得眠。

小青龍湯方第二十八

麻黃　　芍藥　　細辛

桂枝　　乾薑　　甘草

五味子碎　半夏升各半

右八味。以水一斗。先煮麻黃減二升。去上沫。內諸藥煮。取三升。去滓溫服一升。渴者去半夏加栝樓根三兩。微利去麻黃加蕘花如雞子。熬令赤色。噎者去麻黃加附子一枚炮。小便不利少腹滿者去麻黃加茯苓

四兩。喘者去麻黃加杏仁半升。荛花不

治利。麻黃定喘。今反之者。疑非仲景意。

小建中湯方第二十九

桂枝　　甘草炙　　生薑各三

芍藥　六兩　　大棗十二　　膠飴一升

枚

右六味。以水七升煮。取三升。去滓。內膠飴。更

上火消解。溫服一升。嘔家不可服以甘故也。

小柴胡湯方第三十

柴胡半觔　黃芩　人參

甘草　　生薑各三兩　半夏半升

大棗十二枚

右七味咬咀。以水一斗二升煮取六升去滓。再煮取三升溫服一升日三。若胸中煩不嘔者去半夏人參加栝蔞實一枚。若渴者去半夏加人參。合前成四兩半栝蔞根四兩。若腹中痛者去黃芩加芍藥三兩。若脅下

痞堅者。去大棗加牡蠣四兩。　若心下悸小
便不利者。去黃芩加茯苓四兩。　若不渴外
有微熱者。去人參加桂三兩。溫覆微發其汗。
若欬者。去人參大棗生薑。加五味子半升乾
薑二兩。

柴胡桂枝乾薑湯方第三十一

柴胡　半觔　　桂枝　三兩　　乾薑　二兩

甘草　炙二兩　　牡蠣　熬二兩　　栝蔞根　四兩

黃芩 三兩

右七味。以水一斗二升煮。取六升去滓。再煎取三升。溫服一升。初服微煩。復服汗出愈。

柴胡桂枝湯方第三十二

柴胡 四兩　黃芩　人參 各一兩半

半夏 半二合　甘草 炙一兩　桂枝

芍藥　生薑 各一兩半　大棗 六枚

右九味。以水七升煮。取三升。去滓。溫服一升。

柴胡加龍骨牡蠣湯方第三十三

柴胡　四兩　　黃芩　　生薑

龍骨　　　　　人參　　桂枝

牡蠣熬　　　　黃丹　　茯苓各一兩半

半夏二合　　　大棗六枚　大黃二兩

右十二味。以水八升煮。取四升。內大黃更煮。

取二升。去滓。溫服一升。本方柴胡湯內加龍

骨牡蠣黃丹桂茯苓大黃也。今分作半劑。

大柴胡湯方第三十四

柴胡 半觔　黄芩 三兩　芍藥 三兩

半夏 半升　生薑 三兩　枳實 炙 四枚

大棗 枚 十二　大黄 二兩

右八味。以水一斗二升煮。取六升。去滓。再煎

取三升。溫服一升。一方無大黄。然不加不

得名大柴胡湯也。

柴胡加芒硝湯方第三十五

柴胡二兩十　黃芩一兩　人參一兩

　六銖

甘草一兩　生薑一兩　半夏五枚
　炙

大棗四枚　芒硝二兩

右七味。以水四升煮。取二升去滓。分二服。以解爲差。不解更作服。

柴胡加大黃芒硝桑螵蛸湯方第三十六

柴胡二兩　黃芩　人參

甘草炙　生薑各十　半夏五枚
　　　　　八銖

大棗 四枚　芒硝 三合　大黃 四兩

桑螵蛸 五枚

右前七味。以水四升煮。取二升。去滓下芒硝

大黃桑螵蛸煮。取一升半去滓。溫服五合。微

下郎愈。本方柴胡湯。再服以解其外。餘一服

加芒硝大黃桑螵蛸。

茯苓桂枝甘草大棗湯方第三十七

茯苓 半觔　桂枝 四兩　甘草 炙 二兩

大棗 十五枚

右四味。以甘瀾水一斗。先煮茯苓減二升。內

諸藥煮。取三升。去滓溫服一升。日三。

茯苓桂枝白朮甘草湯方第三十八

茯苓　四兩　桂枝　白朮　各三

甘草　二兩

右四味。以水六升煮。取三升。分溫三服。小便

即利。

茯苓甘草湯方第三十九

茯苓 三兩　甘草 炙 一兩　桂枝 二兩

生薑 三兩

右四味。以水四升煮。取二升。去滓分溫三服。

五苓散方第四十

豬苓 銖 十八　澤瀉 一兩 六銖　茯苓 銖 十八

桂 半兩　白术 銖 十八

右五味。爲末以白飲和服方寸匕日三服。多

芍藥甘草湯方第四十二

芍藥　四兩　甘草　炙　四兩

右二味咬咀。以水三升煮。取一升五合去滓。

甘草乾薑湯方第四十一

甘草　炙　二兩　乾薑　二兩

右二味咬咀。以水三升煮。取一升五合去滓。

分溫再服。

飲煖水。汗出愈。

分溫再服。

炙甘草湯方第四十三

甘草 炙 四兩　　生薑 三兩　　人參 二兩

生地黃 一觔　　桂枝 三兩　　阿膠

麥門冬 去心 半升　　麻子仁 半升　　大棗 三十枚

右九味。酒七升。水八升煮。取三升。去滓。內膠

烊盡。溫服一升。日三服。

甘草湯方第四十四

厚朴生薑半夏甘草人參湯方第四十五

厚朴　　生薑　　半夏 煑各半

甘草 二兩　人參 一兩

右五味咬咀以水一斗煑取三升去滓温服

一升。日三服。

甘草 二兩

右一味。以水三升煑取一升半。去滓温服七

合。日二服。

梔子豉湯方第四十六

梔子十四
枚擘　香豉四合
綿裹

右二味。以水四升。先煮梔子得二升半。內豉

煮取一升半去滓分二服温進一服得快吐。

止後服。

梔子甘草豉湯方第四十七

梔子十四
枚擘　甘草二兩　香豉四合
綿裹

右三味。以水四升。先煮梔子甘草得二升半。

內豉煮取一升半。去滓。分爲二服。溫進一服。

得快吐。止後服。

梔子生薑豉湯方第四十八

梔子 十四枚擘　生薑 五兩　香豉 四合綿裹

右三味以水四升。先煮梔子生薑得二升半。

內豉煮。取一升半。去滓。分爲二服。溫進一服。

得快吐。止後服。

梔子厚朴湯方第四十九

栀子 十四枚擘　厚朴 四兩　枳實 四枚去瓤炒

右三味。以水三升煮取一升半。去滓。分爲二

服。溫進一服。得吐。止後服。

栀子乾薑湯方第五十

栀子 十四枚擘　乾薑 二兩

右二味。以水三升煮。取一升。去滓。分爲三服。

溫進一服。得快吐。止後服。

栀子黃蘗湯方第五十一

梔子十四枚擘　黃檗二兩十甘草一兩炙六銖

右三味㕮咀。以水四升煮。取一升半去滓分

温再服。

金匱玉函經卷第七　終

金匱玉函經卷第八

小陷胸湯方第五十二

　栝樓實　一枚　黃連　二兩　半夏半升

　右三味。以水六升。先煮栝樓取三升。去渣。內諸藥煮。取二升去滓分溫三服。

大陷胸湯方第五十三

　大黃　六兩　芒硝　一升　甘遂　一錢
　　　去皮

　右三味。以水六升。先煮大黃取二升。去滓。內

芒硝煮一兩沸。內甘遂末。溫服一升。得快利。

止後服。

大陷胸圓方第五十四

大黃半觔　葶藶

杏仁各半　芒硝
升

右四味。搗和取如彈圓一枚。甘遂末一錢七。

白蜜一兩。水二升煮。取一升。頓服一宿乃下。

又大陷胸湯方第五十五

桂枝 四兩　甘遂 四兩　大棗 十二枚

栝樓實 一枚　人參 四兩
　　　去皮

右五味。以水七升煮。取三升。去滓溫服一升。

胸中無堅。勿服之。

文蛤散方第五十六

文蛤 五兩

右一味爲散。沸湯和服。一方寸七。

白散方第五十七

桔梗　　　貝母各十　　芭豆六銖去皮

　　　　　　　　八銖　　心熬黑

右三味爲散。白飲和服。強人半錢。羸人減之。

病在膈上必吐。在膈下必利不利。進熱粥一

杯。利過不止進冷粥一盃。

大黃瀉心湯方第五十八

大黃二兩　黃連一兩

右二味㕮咀。以麻沸湯二升漬之。須臾絞去

滓。分溫再服。

附子瀉心湯方第五十九

大黃二兩　黃連　黃芩各一

附子一枚炮去皮破別煮取汁

右四味㕮咀。三味以麻沸湯二升漬之。須臾絞去滓。內附子汁。分溫再服。

半夏瀉心湯方第六十

半夏半升　黃芩　乾薑

甘草炙　人參各三兩　黃連一兩

大棗 十六枚

右七味。以水一斗煮取六升去滓再煮取三升。温服一升日三服。

甘草瀉心湯方第六十一

甘草 四兩　　黄芩 三兩　　乾薑 三兩

半夏 半升　　黄連 一兩　　大棗 十二枚

右六味。以水一斗煮取六升去滓再煎取三升。温服一升日三服。

生薑瀉心湯方第六十二

生薑 四兩　人參　甘草

黃芩 兩 各三　半夏半升　乾薑

黃連 兩 各一　大棗 枚 十二

右八味。以水一斗煮。取六升。去滓再煎。取三

升。溫服一升。日三服。

禹餘糧圓方

闕

赤石脂禹餘糧湯方第六十三

赤石脂一觔　禹餘糧一觔
碎　　　　　碎

右二味。以水六升煮二升。去滓分溫三服。

旋覆代赭石湯第六十四

旋覆花三兩　代赭石一兩　人參二兩

大棗十二　生薑五兩　半夏半升
枚

甘草二兩

右七味。以水一斗煮。取六升。去滓再煎。取三

升。溫服一升日三服。

瓜蒂散方第六十五

瓜蒂　熬黃　赤小豆各六

銖

右二味各別搗篩爲散合治之取一錢七。以

香豉一合用熱湯七合煮作稀糜去滓取汁

和散溫頓服之。不吐者少少加。得快吐乃止。

諸亡血虛家不可與瓜蒂散。

白虎湯方第六十六

石膏碎一觔　知母六兩　甘草二兩

粳米六合

右四味。以水一斗煮。米熟湯成去滓温服一

升。日三服。

白虎加人參湯方第六十七

人參三兩　石膏一觔　知母六兩

甘草二兩　粳米六合

右五味。以水一斗煮。米熟湯成去滓温服一

升。日三服。

桂枝附子湯方第六十八

桂枝 四兩　　附子 炮 三枚　　甘草 炙 二兩

大棗 枚 十五　　生薑 三兩

右五味，以水六升煮取二升，去滓，分溫三服。

术附湯方第六十九

白术 四兩　　附子 炮 三枚　　甘草 炙 三兩

生薑 二兩　　大棗 枚 十五

右五味。以水六升煮。取二升去滓。分溫三服。

一服覺身痺半日許再服。如冒狀勿怪也。即

是附子與朮並走皮中逐水氣未得除故使

之耳。法當加桂四兩其人大便堅小便自利。

故不加桂也。

甘草附子湯方第七十

　甘草炙三兩　附子炮二枚　白朮三兩

　桂枝四兩

右四味。以水六升煮。取三升去滓。溫服一升。

日三服。汗出即解能食。汗止復煩者。服五合。

恐一升多者宜服六七合爲始。

芍藥甘草附子湯方第七十一

　芍藥　　甘草　各一　附子炮一枚
　　　　　　　　　兩

右三味咬咀。以水三升煮取一升三合。去滓。

分溫三服。

乾薑附子湯方第七十二

乾薑 一兩　附子 一枚

右二味。以水三升煮一升。頓服之。

十棗湯方第七十三

芫花熬　甘遂　大戟

右三味等分爲散。以水一升半先煮棗十枚。

取八合去滓內藥末強人一錢羸人半錢若

下少病不除明日加半錢。

附子湯方第七十四

附子炮二枚　茯苓三兩　人參二兩

白术四兩　芍藥三兩

右五味㕮咀以水八升煮取三升去滓溫服

一升。日三服。

大承氣湯方第七十五

大黃酒洗四兩　厚朴半觔炙去皮　枳實炙五枚

芒硝三合

右四味。以水一斗先煮二味。取五升。去滓內

大黃煮取二升。去滓內芒硝更上微火一兩

沸。分溫再服。得下餘勿服。

小承氣湯方第七十六

大黃　四兩　厚朴去皮二兩炙　枳實三枚大
者炙

右三味。以水四升煮取一升二合去滓分溫

三服。初服當更衣。不爾盡飲之。若更衣勿復

服。

調胃承氣湯方第七十七

大黃四兩酒浸清　甘草炙二兩　芒硝半升

右三味㕮咀以水三升煮取一升去滓內芒硝更上火微煮令沸少少溫服

桃仁承氣湯方第七十八

桃仁五十枚去皮尖　大黃四兩　桂枝二兩

甘草炙二兩　芒硝二兩

右五味以水七升先煮四味取二升半去滓內硝更煮微沸溫服五合日三服微利

豬苓湯方第七十九

豬苓　　茯苓　　阿膠

澤瀉　　滑石 碎各
　　　　　　　一兩

右五味。以水四升。先煮四味。取二升。去滓。內膠消盡。溫服七合。日三服。

蜜煎導方第八十

蜜　七合

右一味內銅器中。微火煎如飴。勿令焦。俟可

丸。捻作挺如指許長二寸。當熱作。令頭銳內

穀道中。以手急抱。欲大便時乃去之。

又大豬膽一枚瀉汁。和醋少許以灌穀道中。

如一食頃當大便出宿食惡物。

麻子仁圓方第八十一

麻子仁 二升　芍藥 半觔　大黃 一觔

厚朴 炙 一觔　枳實 炙 半觔　杏仁 一觔

右六味爲末。煉蜜爲圓桐子大。飲服十圓日

三服。漸加。以和爲度。

抵當圓方第八十二

水蛭二十
簞熬

䗪蟲五箇二十

大黃三兩

桃仁三十箇
去皮尖

右四味杵分爲四圓。以水一升煮一圓。取七合服之睟時當下血若不下。更服。

抵當湯方第八十三

水蛭三十
簞熬

䗪蟲三十箇熬
去翅足

桃仁二十箇去皮尖　大黃三兩酒浸

右四味爲末。以水五升煮取三升去滓溫服

一升。不下再服。

茵蔯蒿湯第八十四

茵蔯蒿　六兩　梔子十四枚擘　大黃二兩去皮

右三味以水一斗。先煮茵蔯減六升。內二味

煮取三升去滓分溫三服。小便當利尿如皂

角汁狀色正赤。一宿腹減黃從小便去也。

黃連阿膠湯方第八十五

黃連 四兩　黃芩 一兩　芍藥 二兩

雞子黃 二枚　阿膠 三兩

右五味以水五升。先煮三物取二升。去滓。內

膠烊盡。小冷。內雞子黃攪令相得。溫服七合。

日三服。

黃連湯方第八十六

黃連 二兩　甘草炙一
兩　乾薑 一兩

桂枝二兩　人參二兩　半夏五合

大棗十二枚

右七味以水一斗煮取六升去滓分五服日

三服夜二服。

桃花湯方第八十七

赤石脂一觔一半全用一半篩末　乾薑一兩

粳米一升

右三味以水七升煮米令熟去滓温服七合。

內赤石脂末方寸七。日三服。若一服愈。餘勿服。

吳茱萸湯方第八十八

吳茱萸 一升 洗　人參 三兩　生薑 六兩

大棗 十二 枚

右四味以水七升煮取二升。去滓温服七合。日三服。

豬膚湯方第八十九

豬膚一觔

右以水一斗煮。取五升。去滓加白蜜一升。白

粉五合熬香和相得。溫分六服

桔梗湯方第九十

桔梗一兩　甘草二兩

右二味。以水三升煮。取一升去滓。分溫再服。

苦酒湯方第九十一

雞子一枚去黃內

苦酒於殼中

半夏洗破如棗

核大十四

枚内苦

酒中

右以雞子殼置刀鐶中安火上三沸去滓細

含嚥之不差更作

半夏散方第九十二

半夏　桂枝　甘草炙各

等分

右三味各別搗篩合治之白飲和服方寸七

日三服若不能散服以水一升煎七沸内散

一二方寸七更煎三沸下火令小冷少少嚥

之。

白通湯方第九十三

蔥白　四莖

乾薑　一兩

附子　一枚生用
去皮破

右三味。以水三升煮取一升。去滓分溫再服。

白通加豬膽汁湯方第九十四

蔥白　四莖

乾薑　一兩

附子生　一枚

人尿　五合

豬膽汁　一合

右以水三升。煮一升。去滓。內人尿膽汁。和相

真武湯方第九十五

茯苓　芍藥　生薑 各三兩

白术 二兩　附子一枚 炮

右五味。以水八升煮。取三升。去滓。溫服七合。日三服。若欬者。加五味子半升。細辛乾薑各一兩。若小便利者。去茯苓。若下利者。去芍藥加乾薑二兩。若嘔者。去附子加生薑。得。分溫再服。無膽亦可。

薑足前成半觔。

烏梅圓方第九十六

烏梅 三百箇　細辛 六兩　乾薑 十兩

黃連 一觔　當歸 四兩　附子 炮 六兩

蜀椒 去子 四兩　桂枝 六兩　人參 六兩

黃蘗 六兩

右十味異搗篩合治之以苦酒漬烏梅一宿。去核蒸之五升米下。飯熟取搗成泥。和藥令

相得。內臼中。與蜜杵二千圓如梧桐子大先

食飲服十圓日三服。稍加至二十圓。禁生冷

滑物臭食等。

乾薑黃芩黃連人參湯方第九十七

乾薑　　黃芩　　黃連

人參　各三
　　　兩

右四味以水六升煮取二升去滓分溫再服。

白頭翁湯方第九十八

白頭翁　黃連　黃檗

秦皮　各三

右四味。以水七升煮。取二升。去滓溫服一升。

不愈更服一升。

黃芩人參湯方九十九

黃芩　人參　桂枝

乾薑各二兩　半夏半升　大棗十二枚

右六味。以水七升煮。取二升。去滓。分溫再服。

黃芩湯方第一百

黃芩　　甘草炙二兩　大棗枚十二　芍藥二兩

右四味。以水一斗煮取三升去滓溫服一升。日再服夜一服。

黃芩加半夏生薑湯方第一百一

黃芩三兩　芍藥　甘草炙各二兩　大棗枚十二　半夏半升　生薑半一兩

右六味。以水一斗煮取三升。去滓溫服一升。

理中圓及湯方第一百二

人參　　甘草炙　　白术

乾薑　各三兩

右四味搗篩爲末蜜和圓如雞黃大以沸湯數合和一圓研碎溫服之日三服夜二服腹中未熱益至三四圓然不及湯湯法以四物依兩數切用水八升煮取三升去滓溫服一

日再服夜一服

升，日三服。

加減法

若臍上築者腎氣動也。去术加桂四兩。

吐多者去术加生薑三兩下多者還用术。

悸者。加茯苓二兩。

渴欲得水者加术足前成四兩半。

腹中痛者加人參足前成四兩半。

寒者加乾薑足前成四兩半。

腹滿者去术加附子一枚。

服湯後如食頃。飲熱粥一升許。微自溫勿發

揭衣被。

四逆散方第一百三

甘草炙　　柴胡　　芍藥

枳實炙各
十分

右四味爲散白飲服方寸匕。日三服。欬者

加五味子乾薑各五分。并主久痢。悸者加

桂枝五分。　小便不利者加茯苓五分。　腹

痛者加附子一枚炮。　泄利下重者先以水

五升煮薤白三升取三升。去滓以散三方寸

匕內湯中煮。取一升半。分溫再服。

四逆湯方第一百四

甘草二兩　乾薑一兩　附子一枚生
炙　　　　　　半　　　　去皮破

右三味以水三升煮。取一升二合去滓分溫

再服。强人可大附子一枚。乾薑三兩。

通脉四逆湯方第一百五

乾薑　三兩強　　甘草炙二兩　附子大者一枚
人參　四兩　　　　　　　　　　　　　生用破

右三味。以水三升煮取一升二合。去滓。分溫
再服。其脉即出者愈。

面色赤者加蔥九莖。　腹中痛者加芍藥二
兩。　嘔者加生薑二兩。　咽痛者加桔梗二
兩。　利止脉不出者加人參二兩。

人參四逆湯方第一百六

人參 一兩　　甘草 炙 二兩　　乾薑 一兩

附子 生 一枚

右四味。以水三升煮取一升二合。去滓分溫

再服。

茯苓四逆湯方第一百七

茯苓 四兩　　甘草 炙 二兩　　乾薑 半一兩

附子 生 一枚　　人參 一兩

右五味㕮咀。以水五升煮。取一升二合。去滓。

分溫再服。

通脉四逆加豬膽汁湯方一百八

乾薑 三兩　　甘草 炙二兩　　附子 大者一枚生

豬膽汁 四合

右三味。以水三升煮。取一升二合。去滓。內豬膽汁。分溫再服。

當歸四逆湯方一百九

當歸　　桂枝　　芍藥 各二兩

細辛　一兩　　大棗二十五枚　　甘草炙

通草兩　各二

右七味㕮咀。以水八升煮。取三升。去滓温服

一升。日三服。

當歸四逆加吳茱萸生薑湯方第一百十

當歸　　　桂枝　　　芍藥

細辛　　　甘草炙　　通草兩　各三

大棗二十五枚　吳茱萸二兩　生薑半觔

右九味㕮咀。以水四升清酒四升煮。取三升。

去滓溫服一升。日三。

燒褌散方第一百十一

右取婦人中褌近隱處。剪燒灰。以水和服方

寸匕。日三服。小便即利。陰頭微腫則愈。婦人

病。取男子褌當燒灰。

枳實梔子豉湯方第一百十二

枳實炙三枚　梔子十四枚擘　豉一升綿裹

右以清漿水七升空煎減三升。內枳實梔子

煮。取二升。內豉更煮五六沸。去滓分溫再服。

取汗出。若有宿食。加大黃如博碁子大五六

枚。

牡蠣澤瀉散方第一百十三

牡蠣 熬　　澤瀉　　栝蔞根

蜀漆 洗去腥　葶藶 熬　商陸根 熬

海藻 洗去鹹　各等分

右七味爲散。白飲和服方寸匕。小便利即止。

竹葉石膏湯方第一百十四

竹葉二把　石膏一觔　半夏半升

人參三兩　甘草炙二兩　粳米半升

麥門冬一升去心

右七味以水一斗煮取六升去滓內粳米煮。

米熟湯成去米溫服一升。日三服。

麥門冬湯方第一百十五

麥門冬 七升半　半夏 一升　人參 二兩

甘草 炙 二兩　粳米 三合　大棗 十二 枚

右六味。以水一斗六升煮取六升。温服一升。

日三夜一服。

附遺

調氣飲　治赤白痢小腹痛不可忍下重或面

青手足俱變者用黃蠟三錢阿膠三錢同溶

化入黃連末五錢攪匀。分三次熱服。神妙。

猪肚黃連丸　治消渴飲水。用雄猪肚一枚入

黃連末五兩栝樓根白粱米各四兩知母三

兩麥門冬三兩縫定蒸熟搗丸如梧子大每

服三十丸米飲下。

青木香丸　主陽衰諸不足。用崑崙青木香六

路訶子皮各二十兩擣篩糖和丸梧子大每

空腹酒下三十丸日再其效尤速。

治五噎吐逆心膈氣滯煩悶不下用蘆根五兩

剉以水三大盞煮取二盞去渣溫服。

治小兒羸瘦用甘草三兩炙焦爲末蜜丸綠豆大。每溫水下五九日二服。

治小兒撮口發噤用生甘草二錢半水一盞煎六分溫服令吐痰涎後以乳汁點兒口中。

治小兒中蠱欲死者用甘草五錢水二盞煎五分服當吐出。

金匱玉函經卷第八　終